Andreas Scholz

Der
MUSKEL
TRAINER

Körpertypengerechtes
Trainings- und
Ernährungsprogramm

WORKOUT · ERNÄHRUNG · MOTIVATION

Hinweis: Die in den Trainingsplänen aufgeführten Informationen sind von den Autoren anhand wissenschaftlicher Studien und Erfahrungen aus der Praxis zusammengetragen worden. Es kann keine Gewährleistung oder Haftung durch die Zufuhr der genannten Nahrungsergänzungen übernommen werden. Für etwaige Schäden, die aus der Nachahmung der in den vorliegenden Informationen beschriebenen Anwendungen resultieren, kann weder vom Herausgeber, noch vom Verlag eine Haftung übernommen werden.

HEEL Verlag GmbH
Gut Pottscheidt
53639 Königswinter
Tel.: 02223 9230-0
Fax: 02223 9230-13
E-Mail: info@heel-verlag.de
www.heel-verlag.de

© 2016 HEEL Verlag GmbH

Autor: Andreas Scholz
Layout: Ralph Handmann
Lektorat und Bildredaktion: Ulrike Reihn-Hamburger

Fotos: Archiv des Autors
Mit Ausnahme von:
Illustrationen: © Alexander von Wieding, zeichentier.com
Trainingsbilder: © Jens Sauter HUBERTUS, Location: Studio Fitness, Leonberg, Modell: Martin Lang
© Jürgen Drescher. www.Posedown.de (6)
© Nina Smith (12)
© Erwin Atienza (17, 65 oben)
© Heiko Deboer – Fotograf: Udo Mälzer (24)
© Svjatoslav Poljak (27, 29)
© Markus Trachte (44)
© Slawek Poljak (61, 121)
© Andreas Kotte (105)
© Marcel Herz (122)
© fotolia.de: UBER IMAGES (4/5), jokatoons (9l), Anna Velichkovsky (9r), lassedesignen (14), blueringmedia (16), 7activestudio (19), romanolebedev (22), Artem Furman (34), ArenaCreative (36), Nomad_Soul (37), virtua73 (38), svetaorlova (41), aallm (43), olly (48), iko (49), romanolebedev (51, 106, 119), bondarchik (53), LoloStock (56), snyfer (57l), denisdubrovin (57r), VadimGuzhva (59), blackday (67), virtua73 (68/69), romanolebedev (83 und Cover), Bartłomiej Szewczyk (84, 93), bojan656 (94), nickola_che (109), Schlierner (111), WavebreakmediaMicro (113), lecic (114), blackday (124)
© akg-images/De Agostini Picture Lib./A. Dagli Orti (50)

Printed in Slovenia

ISBN 978-3-86852-690-5

Andreas Scholz

Der MUSKEL TRAINER

Körpertypengerechtes
Trainings- und
Ernährungsprogramm

ANDREASSCHOLZ.BIZ

WORKOUT · ERNÄHRUNG · MOTIVATION

HEEL

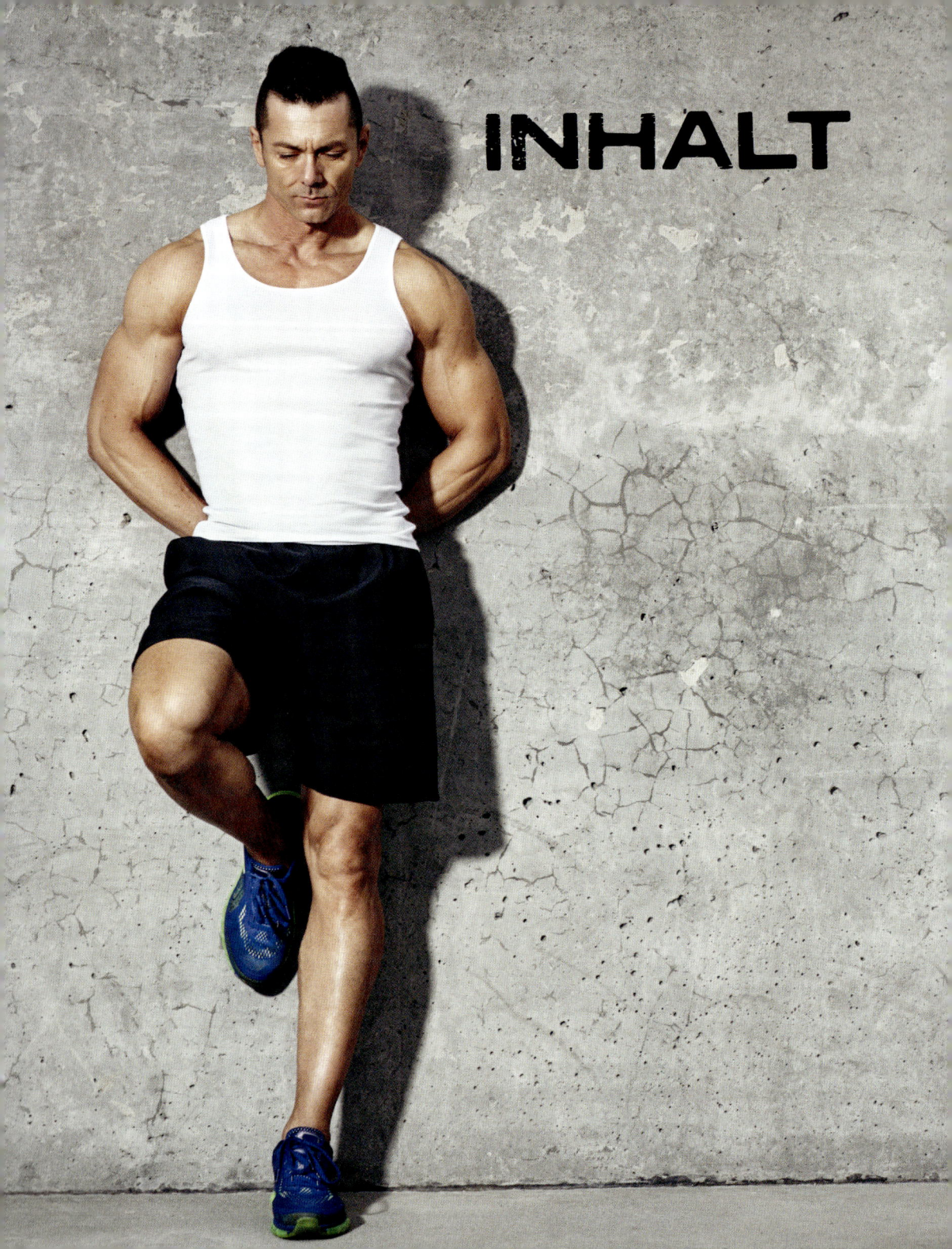

INHALT

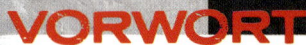

„Erst im Nachhinein fügen sich
die Dinge zusammen –
nicht, wenn man gerade drinsteckt!"
– Steve Jobs –

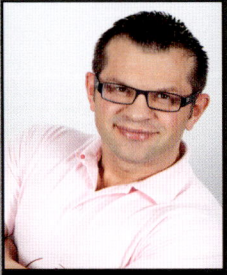

Andreas Scholz

Mit diesem Buch möchte ich Sie motivieren und inspirieren, sich ganz neu in Ihren Körper, Ihre Gesundheit und Ihr Aussehen zu verlieben. Seien Sie mir daher bitte nicht böse, wenn ich ab sofort zum „DU" übergehe.

Brich die Regeln, aber nicht die Gesetze. So steht es in den „Six Rules for Live" von Arnold Schwarzenegger. Das bedeutet, die Gesetze sind für alle gleich. Aber du bestimmst, wie du diese Regeln beachtest. Um den Körper zu verändern, müssen drei Gesetze eingehalten werden:

1. Das erste Gesetz der Ernährung: Gib dem Körper, woraus er besteht. Einige Menschen müssen eher mehr Kohlenhydrate und andere mehr Eiweiß essen, um in Topform zu kommen. Aus reinem Zucker besteht aber kein Körper. Finde heraus, wie du besser in Topform kommst. Bestimme deinen Körpertyp und deine Ernährungsregeln, sie müssen nicht die gleichen sein wie die deines Trainingspartners.

2. Das Gesetz der Thermodynamik: Isst du weniger als du verbrauchst, nimmst du ab. Isst du mehr, nimmst du zu. Einige Menschen verbrennen besser, andere verbrennen langsamer. Finde deine Nährstoffregeln.

3. Das Gesetz der Adaption: Jeder reagiert auf eine andere Art auf Training. Finde deine eigenen Trainingsregeln.

Deswegen passt das Zitat von Steve Jobs auch so gut. Man muss sehr viel ausprobieren und Erfahrungen sammeln, um sagen zu können, was funktioniert und was nicht. Es gibt nämlich nicht richtig oder falsch, sondern nur: funktioniert oder funktioniert nicht.

Dieses Buch erhebt keinen Anspruch auf Vollständigkeit oder die Lösung. Die Lösung musst du immer selbst für dich finden. Wir sind Menschen und keine Maschinen und deswegen reagiert jeder Körper anders. In diesem Buch findest du die Essenz aus 28 Jahren „Trial and Error", eigene Einsichten und Erfahrungen meiner Trainingspartner und Personalcoaching-Kunden.
Ich bezeichne mich nicht als den besten Bodybuilder. Auf keinen Fall. Ich habe aber sehr viel selbst ausprobiert und andere Menschen angeleitet. In diesem Buch findest du die wichtigsten Erkenntnisse.

Mit diesem Buch möchte ich dich dafür begeistern, dich mehr mit deinem Körper zu beschäftigen und deine eigene somatische Intelligenz auszubilden. Somatische Intelligenz kommt von „soma" = Körper, also körpereigene Intelligenz. Finde heraus, was dir gut tut und was funktioniert. In diesem Fall hinsichtlich Training und Ernährung.

Das ist auch mein Ziel in meinen Seminaren. Es sind entweder Events mit mehreren hundert Personen oder Lehrgänge über bis zu drei Tage mit 20–30 Personen. In diesem Buch werde ich dir Erfolge aus der Praxis präsentieren. Persönliche Geschichten von Vorbildern, die meine Ratschläge umgesetzt haben. Darauf bin ich besonders stolz.

Nach einem meiner Lehrgänge am IST Studieninstitut in Düsseldorf bekam ich von Jürgen R. eine sehr lange E-Mail. Ich provoziere gerne und rüttele am ersten Tag auf. Ich beschreibe in meinen Kursen, dass die meisten Menschen ihr Auto, ihren Hund und ihre Topfpflanze besser versorgen als ihren eigenen Körper. Manche Teilnehmer fühlen sich persönlich angegriffen. So auch Jürgen. Dann schrieb er aber weiter, dass es dadurch „klick" gemacht habe. Er habe sich und seine Einstellung verändert und das Gefühl, jetzt endlich etwas zu wissen, und die Motivation, weiter zu lernen. Genau das ist es, was ich möchte: Sei begeistert von dir selbst und lerne mehr über dich und deinen Körper. Ich habe es schon in meinem anderen Buch *Projekt Wunschhose* geschrieben. Hier noch einmal:

„Das Wertvollste, das du je in deinem Leben besitzen wirst, ist dein eigener gesunder Körper!"

Also versorge ihn gut und trainiere deine Muskeln! Muskeln sind sympathisch. Muskeln sind Freunde. Doch wie trainiert man richtig? Wenn wir uns die Trainingsprogramme eines Mr. Olympia (die höchste Auszeichnung im Bodybuilding) oder Mr. Universum anschauen, so fällt auf, dass jeder anders trainiert. Die beiden unterschiedlichsten Trainingsprinzipien sind das sogenannte Volumentraining (Arnold Schwarzenegger war zu seiner aktiven Zeit der bekannteste Befürworter) oder das High Intensity Training (Mike Mentzer ist der bekannteste Verfechter). Beide Athleten waren mehrfache Champions.

Möchtest du jetzt schon das Buch weglegen, weil du das Gefühl hast, eine „Hardcore"-Bodybuildinglektüre zu lesen? Bitte leg es nicht zur Seite. Lies weiter! Du brauchst nicht den Wunsch zu haben, ein Mr. Olympia zu werden. Vielleicht ist dir das auch zu viel. Ich möchte dir aber zeigen, wie es die Besten machen. Lerne immer von den Besten. Orientiere dich an den Besten. Egal ob im Beruf oder Hobby. So macht man es auch in der Entwicklung neuer Bremsen oder Stoßdämpfer in der Autoindustrie. Man lernt aus den Erkenntnissen der Formel 1 und überträgt sie für mehr Sicherheit auf normale Straßenfahrzeuge.

Für wen ist dieses Buch also geschrieben? Für alle, die ihren Körper lieben und ihn gesund halten möchten – natürlich kombiniert mit einer Prise Eitelkeit.

Meine Helden — oder von den Pinguinen

Der Wille ist wichtiger als die Methode! Das beste Trainings- und Ernährungsprinzip nützt nichts, wenn du kein Ziel vor Augen hast und nicht motiviert bist. Du musst bereit sein, das Leben aufzugeben, das du gewohnt bist, um das Leben zu haben, von dem du immer geträumt hast. Schmerzen und Qual sind vorübergehend. Sie dauern eine Minute, eine Stunde, einen Tag oder vielleicht ein Jahr ... Aber schließlich wird es nachlassen und etwas anderes tritt an diese Stelle – der Erfolg! Wenn du aber – aus welchen Gründen auch immer – aufgibst, wird der Schmerz für immer bleiben. Gib niemals auf und erfüll dir deine Träume! Wenn man ein Warum hat, erträgt man jedes Wie. Du musst es nur wollen.

Der Wille ist unglaublich. Wenn du erst einmal die Herrschaft über ihn erlangt und seine Macht produktiv für deine Absichten kanalisiert hast, dann kannst du alles schaffen. Ich meine alles. Das Geheimnis liegt darin, deinen Willen für dich arbeiten zu lassen und nicht gegen dich.
– Arnold Schwarzenegger –

Ich fand Arnold Schwarzeneggers „Six Rules of Success" immer sehr hilfreich. Lies Sie einmal durch und entscheide dann, ob du noch mehr Erfolg haben möchtest oder ob alles beim alten bleiben soll:

1. Habe Vertrauen in deine eigene Person. Frage dich selbst, wer du sein möchtest. Was macht dich glücklich? Es ist egal, wie andere darüber denken!
2. Brich die Regeln – aber nicht die Gesetze! Es ist unmöglich, ein echtes Original zu sein, wenn du so handelst wie es alle anderen tun.
3. Habe keine Angst zu scheitern! Du kannst nicht immer gewinnen, aber du darfst keine Angst haben, Entscheidungen zu treffen. Glaube an dich selbst und an deine Visionen.
4. Höre nicht auf die „Nein-Sager". Schenke denen, die behaupten, dass du etwas nicht schaffen kannst, keine Aufmerksamkeit. Ich habe niemals auf die gehört, die gesagt haben „das kannst du nicht". Höre nur auf dich selbst und sage dir immer, dass du es kannst!
5. Arbeite hart und drehe jeden einzelnen Stein um! Wenn du gewinnen willst, dann gibt es keinen anderen Weg als zu arbeiten – hart, wirklich hart zu arbeiten!
6. Gib etwas zurück! Gib deinen Leuten etwas zurück und hilf anderen! Das wird dir mehr Zufriedenheit geben als alles andere, was du jemals getan hast!

Die Menschen, die ich bei meinen Seminaren und Schulungen treffe, gehören zwei Typen an: Eisbären und Pinguinen. Eisbären sind Menschen, die alles vor sich herschieben. Doch „ob", „vielleicht" oder „aber" haben noch nie weiter gebracht. Nur die Pinguine gehen ab. Sie leben das, was sie lieben. Ihr Motto lautet: Wie soll ich wissen, was ich erreichen kann, wenn ich vorher aufgebe? Pinguine kennen das Wort „aufgeben" nicht.

Drei einfache Regeln bestimmen das Leben des Pinguins

1. Wenn du nicht verfolgst, was du haben möchtest, dann wirst du es niemals bekommen.
2. Wenn du nicht fragst, lautet die Antwort immer „Nein!".
3. Wenn du nicht voran gehst, bleibst du immer auf derselben Stelle stehen.

Meinen persönlichen Pinguin-König habe ich am 13.11.2010 in Freiberg in der Nähe von Stuttgart kennengelernt. Ich war als Gast auf der Deutschen Meisterschaft im Bodybuilding. Nina Smith war auch da und freute sich, mit mir einmal in den Backstagebereich gehen zu dürfen. Was sie erlebte, schildert sie später.

Ich weiß, dass viele Menschen Bodybuilding hässlich und eklig finden. Das ist in Ordnung. Ich mag dafür Fußball nicht, würde mich aber nie negativ dazu äußern. Bitte erkenn aber an, dass BodybuilderInnnen unheimlich viel Disziplin und Motivation aufbringen, um ihre Ziele zu erreichen.

Ich war also auf dieser Meisterschaft. Mittlerweile kenne ich den Ablauf und nutze die Pausen, um mich in der Cafeteria mit Bekannten zu unterhalten. Das ist immer wie ein Klassentreffen. In der Halle herrschte eine gute Stimmung. Auf einmal wurde es richtig laut, man hörte lautes Klatschen und Anfeuerungsrufe. Da stand er also mit seinem Rollstuhl auf der Bühne, spannte seine Muskeln an und genoss sichtlich den Applaus. Du hättest seine Augen sehen sollen! Sie haben heller gestrahlt als 1000-Watt-Halogenscheinwerfer. In den Augen flackerten keine Teelichter, das waren Fackeln.

Wow, war das eine Vorstellung! Ich bin sofort zum Veranstalter gegangen, um mich nach dem Namen zu erkundigen. Sein Name: Thomas (oder Tom) Losch, Deutscher Meister im Rollstuhl. Wheelchair Champion.

Kurze Zeit später kam Tom bei mir angerollt und sagte: „Sie wollten mich sprechen?". Ich sagte „Du bist ein Pinguin!". Im ersten Moment wusste er nicht, wie ich das meinte. Aber schon schnell verstand er, was ich sagen wollte. Es dauerte nicht lange, dann haben wir uns über Training und Ernährung unterhalten. Tom ist ab den Brustwirbeln gelähmt und kann seinen Bauch nicht anspannen. Bei einigen Lebensmitteln hat er das Problem eines Blähbauchs. Ich empfahl ihm Molkenproteinhydrolysate und hochmolekulare Stärke. Damit wurde er dann zwei Wochen später Mr. Universum. Seither trainieren wir hin und wieder zusammen, doch leider wohnen wir über 400 km auseinander. Unser erstes Training werde ich nie vergessen. Ich musste erst einmal verstehen, dass er sich immer abstützen muss, um nicht aus dem Rollstuhl zu fallen. Also mussten wir einiges im Studio umbauen. Bei einer Schulterübung hatte er aufgrund seines Motorradunfalls vor über 30 Jahren Probleme mit der Ausführung. Er gab nicht auf und versuchte es so gut es ging. Ich hätte schon längst die Hantel aus der Hand gelegt. Tom nicht.

Eine Träne bringt dir Sympathie.
Schweiß bringt dir Ergebnisse.

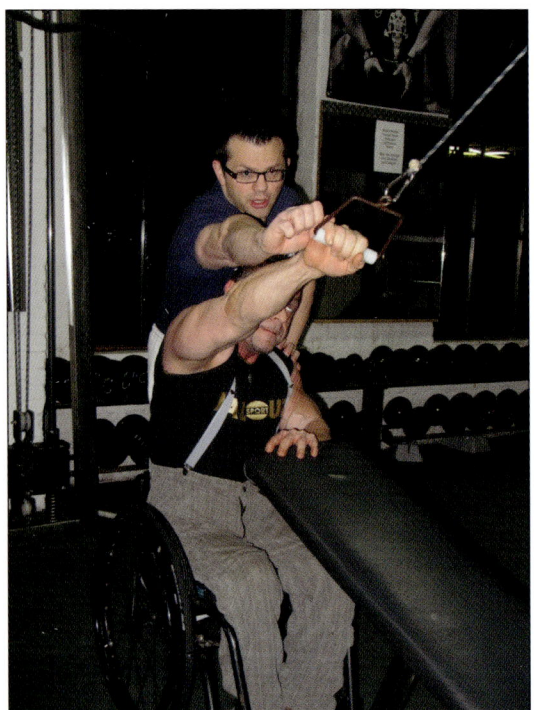

Und die Ergebnisse können sich sehen lassen. Seit über 30 Jahren im Rollstuhl und Tom wird mit 50 Jahren Mr. Universum. Was war Toms Motivation? In erster Linie seine Liebe zum Leben, zweitens ein Bild eines Athleten, das er sich in seinem Schlafzimmer an den Spiegel geheftet hat. Jeden Abend schaute er auf das Bild und sagte sich: So will ich aussehen. Es klingt vielleicht etwas mystisch, aber man muss seine Wünsche ins Universum rufen, damit sie erfüllt werden.

Meine Frage an dich: Wenn Tom es schafft, fünfmal pro Woche zu trainieren und dann zunächst alles umbauen muss, wenn er mit 50 Jahren Mr. Universum wird und seit Jahren als Personal Trainer arbeitet, welchen ernsthaften Grund hast du, es nicht wenigstens zweimal pro Woche für 45 Minuten ins Studio zu schaffen?

Bodybuilding – die Geschichte einer bedingungslosen Liebe
oder: Warum Bodybuilder so tolle Weggefährten sind … von Nina Smith

„Backstage Bereich. Nur für Athleten." ist an der Tür zu lesen. Gespannt und aufgeregt betrete ich den Bereich, der mir von Konzerten und anderen Events bisher immer als der Raum mit leckeren Snacks, Gratis-Champagner und ähnlichen schicken Extras bekannt war. Nicht so dieser Backstage-Bereich. Hier liegen die Athleten auf Isomatten am Boden, manche mit Kopfhörern in den Ohren, die Augen geschlossen, andere sichtlich nervös und angespannt vor ihrem Auftritt. Mit Sprays und Malerrollen wird Farbe aufgetragen, anschließend mit dem Handtuch trocken gewedelt. Es riecht nach Erbrochenem, Schweiß, selbst die Nervosität erscheint riechbar. Wem die Nervosität zu viel wird, bekommt womöglich kurz vor dem Auftritt Wassereinlagerungen im Gewebe, eine Stressreaktion des Körpers. Fatal auf der Bühne, vor allem wenn man seit Wochen versucht „trocken" zu werden, also so wenig Wasser wie möglich in der Haut und in den Muskeln zu haben für größtmögliche Definition. Die Athleten sehen zu diesem Zeitpunkt müde aus, erschöpft und ausgezehrt von einer langen und harten Diät während der Wettkampfvorbereitung. Besonders die Frauen der Bodybuilding-Klasse entsprechen kaum mehr dem gängigen weiblichen Schönheitsideal, haben fast alle sehr markante Züge und breitere Schultern als viele Männer. Ich schaue an mir herunter und fühle mich plötzlich so gar nicht mehr durchtrainiert. Ich, die Frau, die sonst immer die breitesten Schultern hat – im Vergleich mit anderen Frauen. Eine der Athletinnen klagt über Schmerzen beim Sitzen, ein Resultat der langen Diät und dem damit verbundenen fehlenden Fettpolster am Po. Reis und Pute kann sie nach all den Monaten nicht mehr sehen, sie freut sich auf ein Paar Wiener Würstchen in der Pause – Luxus nach Wochen des Entsagens. Immer wieder sieht man enttäuschte Athleten, unzufrieden mit der Entscheidung der Preisrichter. Platz 6 von 6, ein hartes Urteil nach Monaten der Vorbereitung. Tröstende Worte der Trainer prallen an ihnen ab und ich stelle fest: Auch der härteste Bodybuilder kämpft mit den Tränen, wenn der Traum vom Siegerpokal zerplatzt.
Ich mache Fotos und weiß bereits jetzt, wie die Reaktion von „Außenstehenden" sein wird, die mit Muskeln und Bodybuilding nichts anfangen können: „Das ist doch nicht schön!", werden sie sagen. „Wie kann man nur?", werden sie fragen. „Die spinnen doch!", werden sie denken, wenn sie die Fotos betrachten.

Im Laufe des Abends komme ich mit vielen der Athleten ins Gespräch. Sie erzählen von ihrer Vorbereitung, vom Training und der Diät, aber auch von ihrem Alltag. Ich bin dankbar für schöne Gespräche, in denen viel gefachsimpelt, aber noch mehr gelacht wird, trotz all der Anspannung.
Ich lerne die Seite kennen, die auf Fotos nicht zu sehen ist. Verstehe, was diese Menschen antreibt. Man nennt sie „Narzissten, die auf der Bühne Bestätigung suchen". Manche sagen auch, sie hätten Defizite aus der Kindheit, die sie nun durch exzessives Training und Selbstdarstellung kompensieren müssten. Ich glaube, es ist weit mehr als das. Es ist die bedingungslose Liebe zu einem Sport, Leidenschaft, eine Lebenseinstellung. Für all diese Athleten ist Sport nicht mehr nur ein Hobby. Sie lieben was sie tun und stehen mit Leidenschaft ihr hartes Training und die härtesten Diäten durch. Sie vereinen Beruf und Familie und finden die Zeit und den Willen für das Erreichen ihrer sportlichen Ziele. Sie sind ehrgeizig und konsequent – keine schlechten Eigenschaften, wie ich finde.

MEINE HELDEN

Ich höre an diesem Abend kein schlechtes Wort über „Untrainierte". Stattdessen wird eine junge Frau am Nebentisch von einigen Athleten zum Training motiviert, weil sie sich selbst zu dick findet – nicht aber ohne ihr zu sagen, dass sie so wie sie ist bereits sehr hübsch ist.

Es mag sein, dass manche der Athleten auf der Bühne die Bestätigung suchen, die ihnen beruflich womöglich verwehrt bleibt. Es mag sein, dass manche von ihnen auf diese Art mit persönlichen Schicksalen umzugehen gelernt haben. Es mag sein, dass manche von ihnen einfach nur verliebt in ihr eigenes Spiegelbild sind, in das Resultat jahrelangen Trainings. Vielleicht unterscheiden sie gerade diese Fähigkeiten von anderen Menschen: Bestätigung finden, statt verbittert zu werden. Schicksale verarbeiten, ohne an ihnen zu zerbrechen. Sich selbst lieben, verdienten Stolz empfinden für harte Arbeit.

Ob ich selbst diesen Ehrgeiz aufbringen könnte, frage ich mich? Ich bin ehrgeizig, aber so sehr? Ob ich ebenso konsequent sein könnte? Wohl nicht, gestehe ich mir ein, während ich genüsslich meinen Eiweißriegel mit Stracciatella-Geschmack esse.

Plötzlich tobt das Publikum. Thomas Losch erobert die Bühne – im Rollstuhl sitzend, an den er seit einem Motorradunfall vor 30 Jahren gefesselt ist. Ich und der Rest des Publikums bekommen Gänse-

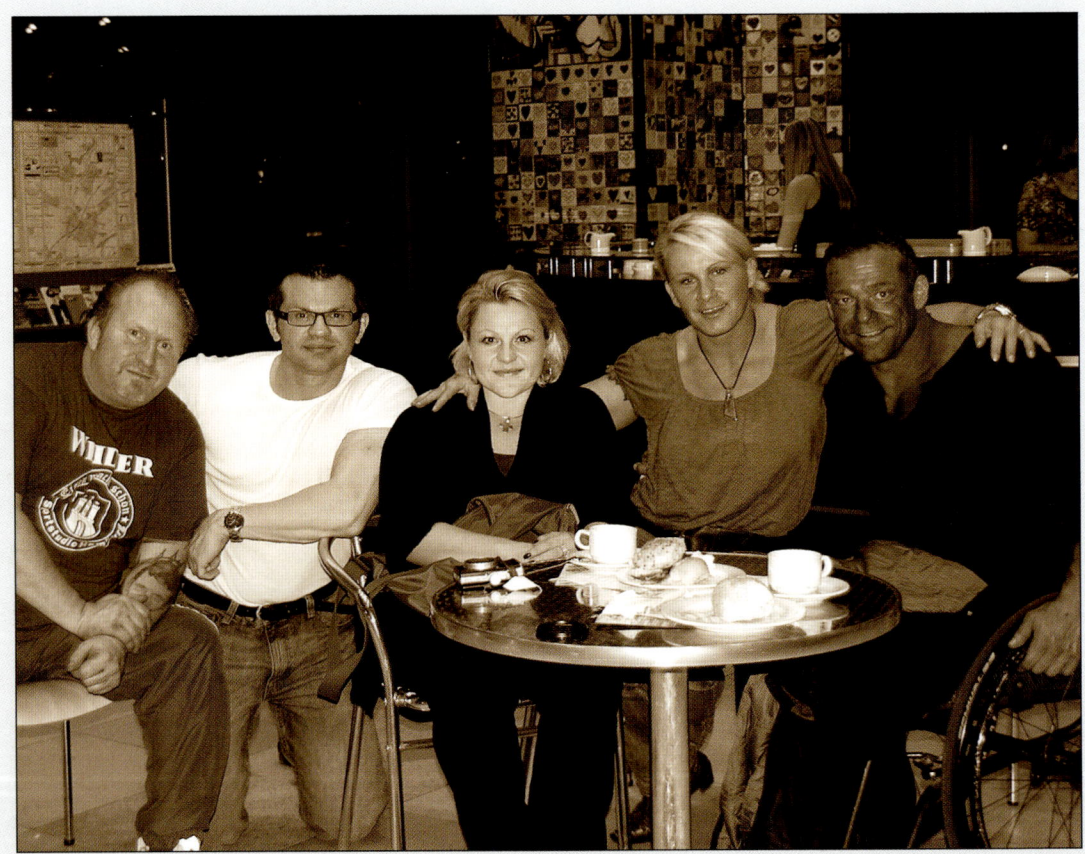

haut als wir ihm beim Posen zusehen. Dieser Mann ist nicht behindert. Dieser Mann hat Feuer in den Augen und gestählte Muskeln unter der Haut. Dieser Mann ist die pure Lebensfreude, Inspiration. Dieser Mann ist Bodybuilder.

Ein paar Tage später halte ich die Fotos von der Meisterschaft in den Händen. „Zeig mal!", sagt eine Bekannte, und legt los mit den üblichen Floskeln über das, was in ihren Augen nicht schön ist und keinen Sinn macht. Ich nehme ihr die Fotos aus der Hand und überreiche ihr wortlos ein Gruppenfoto. Darauf zu sehen: Thomas im Rollstuhl und seine Frau Katarina, die Bodybuilderin Katrin Kirsch, Studiobesitzer Mario vom Sportstudio Hamburg und (natürlich) Andreas Scholz. „Teil einer außergewöhnlichen Mannschaft" steht darauf zu lesen. „Das verstehst du nicht …", sage ich. Ich drehe mich um und gehe lächelnd weg.

„Außergewöhnlich." Genau das ist jeder dieser Athleten. Genau das ist jeder, der diesen Sport so sehr liebt. Ich bin außergewöhnlich. Und glücklicher denn je, Teil der Mannschaft zu sein. Was schön ist, was normal ist, was Sinn macht – wer kann darüber schon richten? Was glücklich macht, darauf kommt es an, nicht wahr?

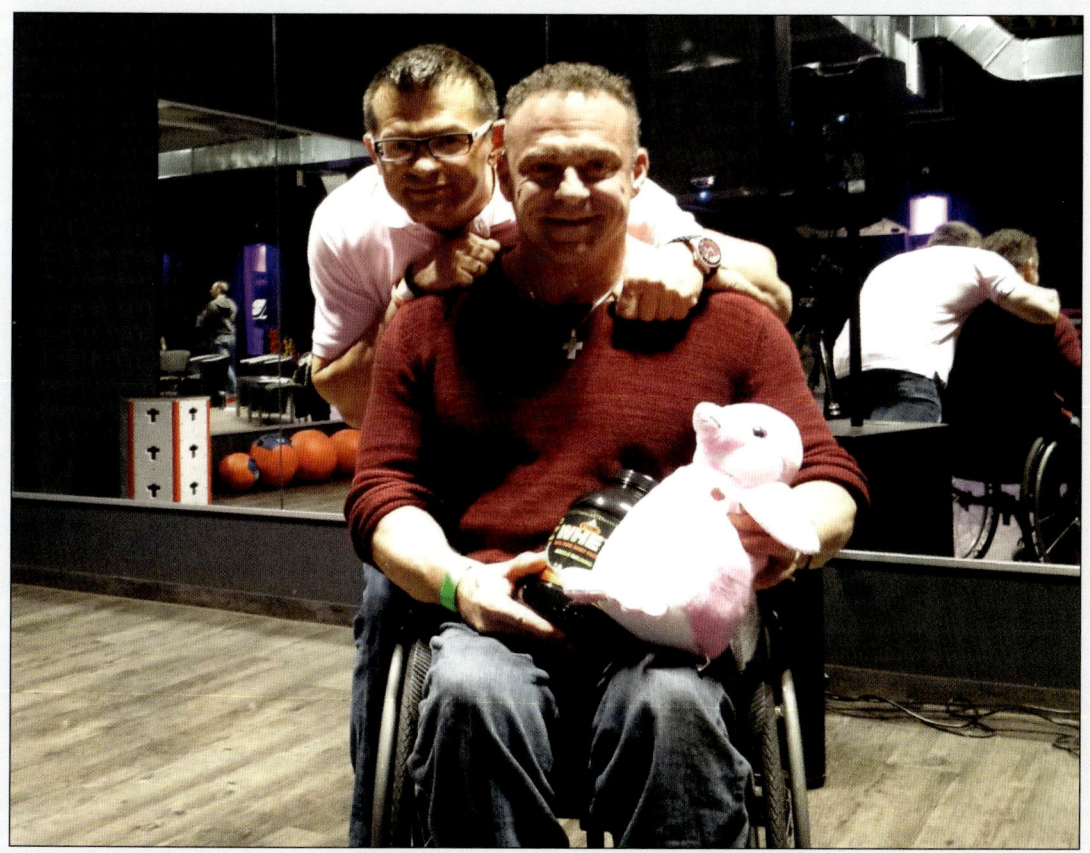

Die Rolle der Genetik beim Muskelaufbau

Hast du auch schon mal die Erfahrung gemacht, dass du das gleiche Trainingsprogramm wie dein Trainingspartner absolvierst, aber bei weitem nicht die gleichen Trainingsergebnisse erzielst? Dann war das Programm für dich nicht das richtige! Doch welches Programm ist für wen richtig? Im Folgenden geben wir dir Anhaltspunkte für dein spezifisches Training.
Ein konkretes Programm kann allerdings nur von einem erfahrenen Trainer in einem persönlichen Coaching erstellt werden.

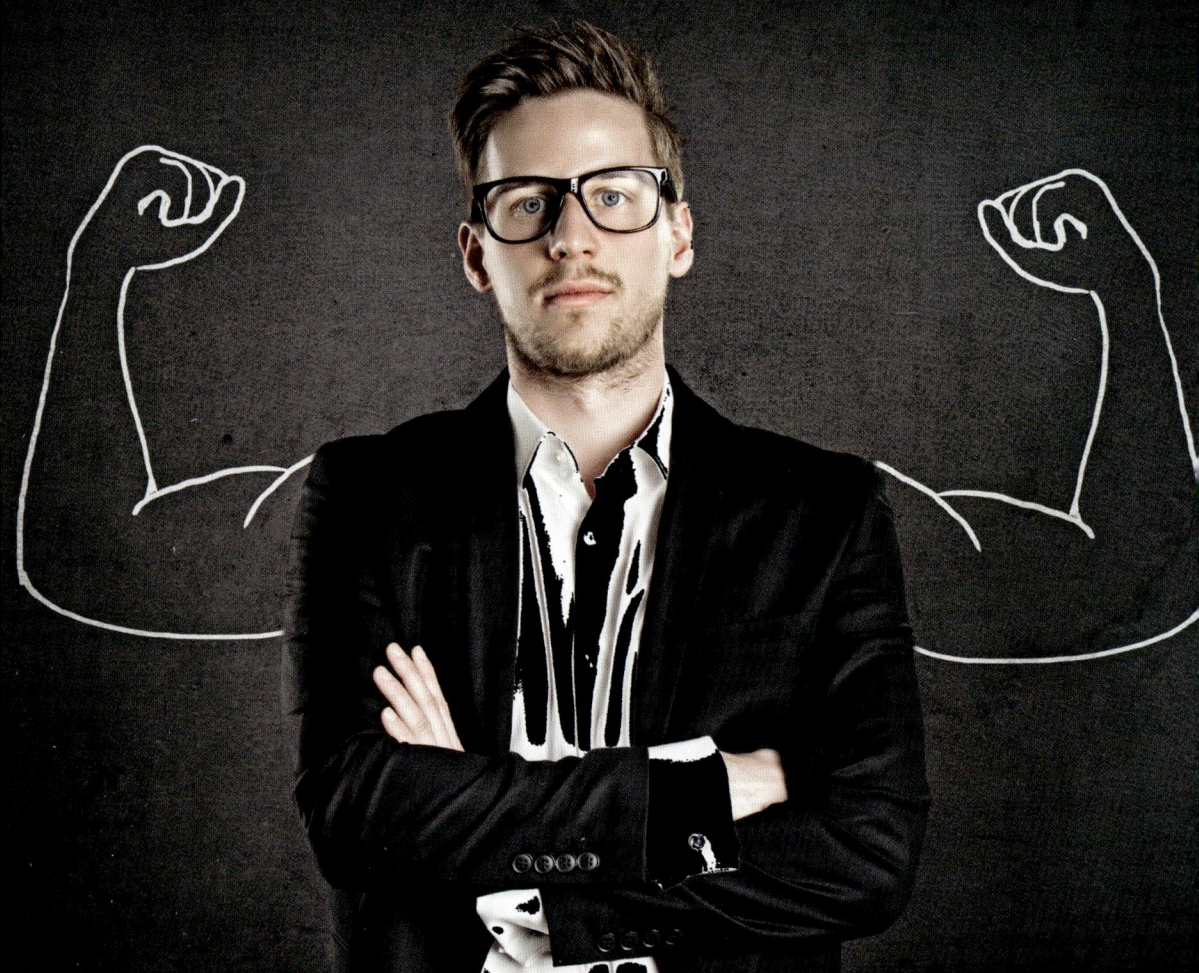

Das größte Geheimnis des Muskelaufbaus und Fettabbaus besteht in der Entwicklung der Fähigkeit, die eigene Physiologie zu erkennen und zu verstehen. Der zweite Schritt besteht dann in der Anpassung der Ernährung und des Trainings an die Voraussetzungen des eigenen Körpers – statt anderen blind zu folgen.

Die folgenden Erkenntnisse entstammen einer jahrelangen Erfahrung zum Thema Genetik und Körpertypen. Ich betone, dass vieles nicht anhand wissenschaftlicher Studienergebnisse belegt werden kann. Dennoch sind es Erfahrungen aus der jahrelangen Praxis und vor allem aus Beobachtungen und Gesprächen mit hunderten Athleten.

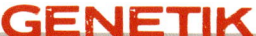

Trial and Error: Du musst dich nach oben scheitern.

Vier Schlüssel führen zum Verständnis des eigenen Körpertyps:

1. Erkenne deinen vorherrschenden Körpertyp.
2. Pass deine Ernährung und dein Training an deinen Körpertyp an.
3. Bleib geduldig und beständig und bewahre dir eine positive Einstellung auf dem Weg zu deinem Ziel.
4. Übernimm die Verantwortung für das Resultat, ganz gleich wie es ausfällt.

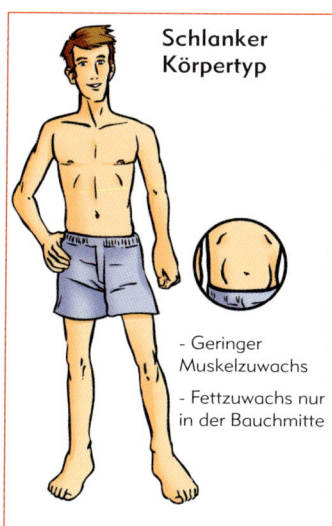

Schlanker Körpertyp

- Geringer Muskelzuwachs
- Fettzuwachs nur in der Bauchmitte

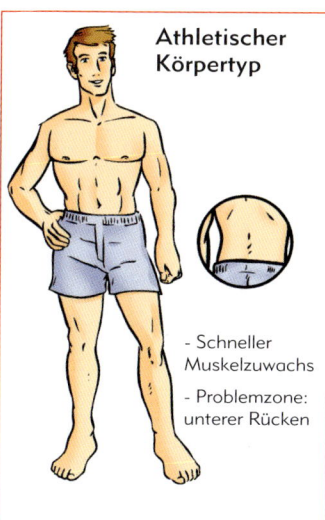

Athletischer Körpertyp

- Schneller Muskelzuwachs
- Problemzone: unterer Rücken

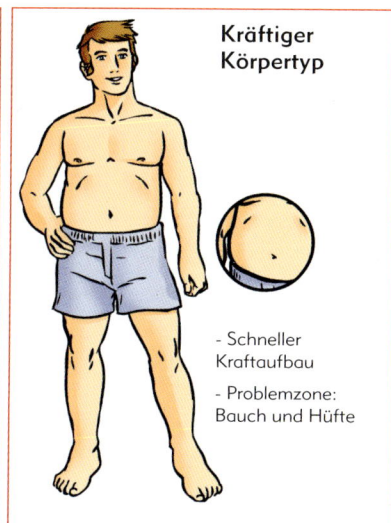

Kräftiger Körpertyp

- Schneller Kraftaufbau
- Problemzone: Bauch und Hüfte

Die genetischen Voraussetzungen

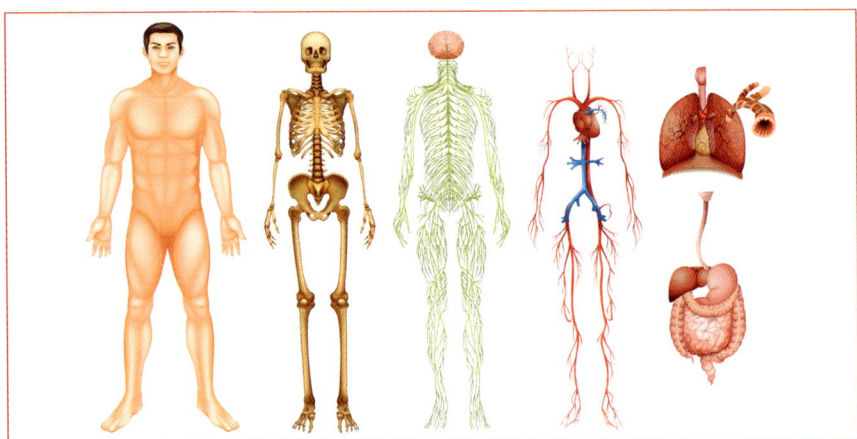

60 Prozent der Bevölkerung liegen – bezogen auf ihren Körpertyp – im genetischen Durchschnitt. Solltest du in diese mittlere Kategorie fallen, wird dein Körper sehr gut und vorhersehbar auf eine angepasste Ernährungs- und Trainingsweise reagieren. Alles, was du tun musst ist, mit einem Trainingsprogramm zu starten und die grundlegenden Gesetze der Ernährung zu befolgen. Das beinhaltet alle Grundprinzipien wie z. B. die Menge der aufgenommenen Kalorien, täglich mehrere kleine Mahlzeiten, ausgewogenes Nahrungsverhältnis und eine kluge Nahrungsmittelauswahl.

20 Prozent der Bevölkerung liegen genetisch über dem Durchschnitt. Diese Gruppe verliert schnell und leicht Körperfett, sogar wenn die Ernährung und das Training nicht hundertprozentig intensiv sind. In dieser Gruppe der genetisch Bevorzugten existiert ein kleiner Prozentsatz von extremen Fällen, die sogenannten „genetischen Freaks". Sie können zum Beispiel Süßigkeiten essen, kaum trainieren und dennoch sichtbare Bauchmuskeln besitzen.

Ebenfalls **20 Prozent** der Bevölkerung liegen genetisch unter dem Durchschnitt. Diese Personen benötigten mehr Zeit und Aufwand als der Durchschnitt, um Körperfett abzubauen. Dies bedingt härteres Training und mehr Geduld als bei anderen Personen.

Welcher Gruppe du auch angehörst, du solltest stets realistisch bleiben – nicht jeder kann ein Weltklassesprinter oder ein Fitness-Model werden. Aber jeder ist dazu in der Lage, sich körperlich zu verändern, sein genetisches Potenzial auszuschöpfen und beachtliche Erfolge zu erzielen. Deine Genetik bestimmt deinen Körpertyp, Stoffwechsel etc., aber letztlich liegt dein Erfolg in deinen Händen!

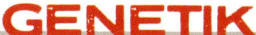

Die 10 genetischen Hauptvariablen

Zehn genetische Hauptvariablen beeinflussen die Fähigkeit, Körperfett abzubauen, Muskeln aufzubauen, Kraft zu steigern und ein hohes Maß an Fitness zu erreichen:

1. Die Stoffwechselrate

Deine Stoffwechselrate ist die Menge an Energie (Kalorien), die du in der Ruhephase benötigst, um die normalen Körperfunktionen wie Atmung, Verdauung usw. aufrechtzuerhalten.

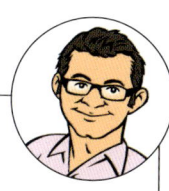

> **Tipp:** Eine Stoffwechselanalyse gibt Aufschluss über deinen Stoffwechsel. Sie verläuft wie eine Abgasmessung beim Auto. Mehr Infos erhälst du hier: www.stoffwechsel-institut.de.

> **Tipp:** Trag für eine Woche ein SenseWear®-Armband
>
> Welche Daten liefert ein SenseWear®-Armband?
> - Exakter Kalorienverbrauch über den ganzen Tag
> - Energieumsatz in Ruhe, Schlaf und unter Belastung
> - Aktivitätsniveau – du kannst messen, wie intensiv dein Training ist
> - Dauer physischer Aktivität
> - Bewegungsverhalten
> - Liege- und Schlafdauer
>
> Mehr Info unter: www.andreasscholz.biz

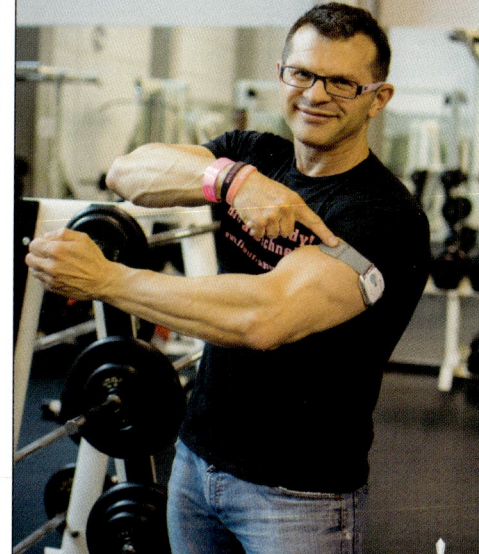

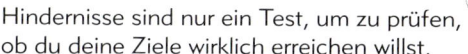

> Hindernisse sind nur ein Test, um zu prüfen, ob du deine Ziele wirklich erreichen willst.

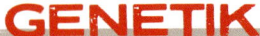

2. Die Menge an Fettzellen

Du wirst mit einer festgelegten Anzahl an Fettzellen geboren. Die Menge an Fettzellen kann sich im Laufe des Lebens erhöhen, aber nicht mehr reduzieren, zumindest nicht auf natürlichem Wege. Glücklicherweise kannst du aber die Größe der Fettzellen beeinflussen und verändern. Selbst Personen mit einer größeren Anzahl an Fettzellen sind in der Lage, diese in ihrer Größe schrumpfen zu lassen und dramatische Erfolge hinsichtlich eines definierteren und fettfreieren Körpers zu erzielen.

3. Die Länge der Gliedmaßen

In deinem Kopf gibt es nicht genug Platz für beides – glaube an dich selbst oder zweifele. DU musst dich entscheiden, welche Eigenschaft bleiben darf.

Einige Personen werden z. B. mit längeren Armen und Beinen geboren als andere. Die Länge der Gliedmaßen kann die körperliche Symmetrie sowie die Kraft, die athletische Leistungsfähigkeit oder die Fähigkeit des Aufbaus von Muskelmasse beeinflussen. Längere Gliedmaßen bedeuten längere Hebel, die bei einigen Kraftübungen mechanische Nachteile mit sich bringen können. So haben es große Personen z. B. schwerer, sich beim Bankdrücken zu verbessern.

4. Gelenkumfänge

Menschen besitzen entweder einen starken, mittleren oder zierlichen Knochenbau. Die Gelenkgröße beeinflusst die Körperform, aber nicht die Fähigkeit des Körperfettabbaus. Ein einfacher Test zur Bestimmung des Knochentyps ist es, mit einer Hand um das andere Handgelenk zu greifen. Sollten sich dein Daumen und Mittelfinger überlappen, so besitzt du einen schmalen Knochenbau (15,24–17,78 cm). Berühren sich Daumen und Mittelfinger, ist es ein mittlerer Knochenbau (17,8–20,3 cm) und sollten sich Daumen und Mittelfinger nicht berühren, so handelt es sich um einen starken Knochenbau (> 20,3 cm).

5. Muskelansätze

Die Muskeln setzen bei allen Menschen an den gleichen Knochen an. Der exakte Ansatzpunkt kann aber variieren. Selbst ein kleiner Unterschied des Ansatzpunkts kann einen großen mechanischen Vorteil bedeuten. Dies erklärt teilweise, warum einige Personen von Natur aus mehr Körperkraft besitzen als andere. Man sieht es auch an der Armentwicklung. Wird der Arm angewinkelt und die Handfläche nach oben gedreht (also der Bizeps angespannt – supiniert), zeigt sich eine Lücke zwischen Ellenbogen und Bizeps. Je größer die Lücke, desto weniger Wachstumspotenzial hat der Arm. Je kleiner die Lücke, desto mehr Wachstum ist möglich.

6. Anzahl der Muskelfasern

Wie bei den Fettzellen ist auch die Anzahl an Muskelfasern von Geburt an fest-gelegt. Je größer die Anzahl der Muskelfasern, desto größer ist das genetische Potenzial für den Aufbau von Muskelmasse.

7. Muskelfasertyp

Nicht nur die Anzahl an Muskelfasern ist von Mensch zu Mensch unterschiedlich, auch die Muskelfasertypen variieren. Während einige Fasern (rote Muskelfasern) sich eher für Ausdaueraktivitäten eignen, sind andere Fasern (weiße Muskelfa-sern) eher für kraftvolle und explosive Aktivitäten geeignet. Die unterschiedliche Zusammensetzung der Muskelfasern erklärt, warum einige Personen eher für Ausdauersportarten und andere eher für Schnellkraftsportarten prädestiniert sind.

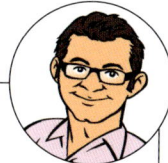

Tipp: Wenn du trotz intensivem Training keine Fortschritte siehst, trainierst du vielleicht die „falschen" Muskelfasern. Frag deinen Trainer, ob er mit dir einen Muskelfasertest machen kann. Gerne können wir den auch zusammen ma-chen. Ich bin viel in Deutschland, Österreich oder der Schweiz unterwegs. Viel-leicht bin ich in deiner Nähe? Mail mir einfach bei Bedarf: andreas.scholz@figurmacher.de

8. Verdauungsfähigkeiten

Einige Personen besitzen ein effektiveres Verdauungssystem mit einer besseren Fähigkeit, Nährstoffe aus dem Verdauungstrakt aufzunehmen und zu verwerten. Die Länge des Darmtraktes kann sich zwischen den einzelnen Körpertypen um mehr als 4 m unterscheiden.

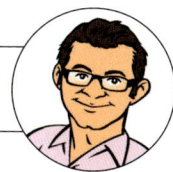

Tipp: Mach den HCL-Test. Mehr dazu im Buch: *Projekt Wunschhose* oder bei mir per E-Mail.

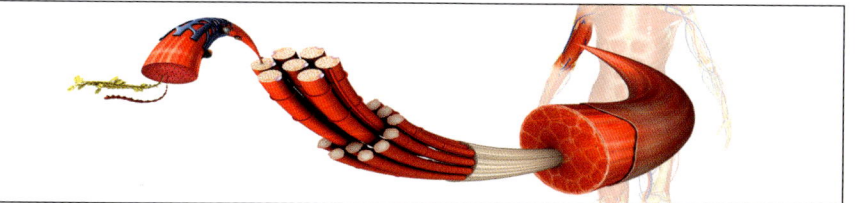

9. Nahrungsmittelallergien und -empfindlichkeiten

Einige Menschen werden mit Nahrungsmittelallergien oder -empfindlichkeiten geboren oder bekommen sie im Laufe ihres Lebens, z. B. Laktoseintoleranz. Im Laufe der Jahre neigen Menschen dazu, zu einigen Nahrungsmitteln mehr zu tendieren als zu anderen. Einige werden zu Vegetariern, andere neigen vermehrt zu Fleischkonsum, je nachdem mit welchen Nahrungsmitteln sie sich am wohlsten fühlen.

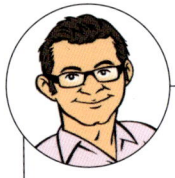

Tipp: Probier aus, welche Lebensmittel bei dir ein Wohlgefühl auslösen und welche nicht. Bei mir verursacht z. B. Putenfleisch Verdauungsprobleme. Rindfleisch vertrage ich dagegen prima.

10. Insulinreaktion und Empfindlichkeit gegen Kohlenhydrate

Das Maß an Empfindlichkeit gegenüber Kohlenhydraten hat einen direkten Einfluss auf die Fähigkeit des Körperfettverlusts. Dieser Punkt ist einer der kritischsten Faktoren zur Bestimmung der richtigen Ernährungsstrategie. Kohlenhydratempfindliche Personen, die ihre Ernährung nicht entsprechend anpassen, werden Schwierigkeiten haben, ihr Körperfett zu reduzieren. Ihr Blutzuckerspiegel erhöht sich schon bei geringen Kohlenhydratmengen sehr schnell und verursacht eine hohe Insulinausschüttung. Eine hohe Insulinkonzentration im Blutstrom fördert wiederum den Fettaufbau und hemmt den Fettabbau. Bei hoher Insulinkonzentration wird die Fettfreisetzung aus den Fettzellen gestoppt und der Körper schaltet in den sogenannten Fettspeichermodus. Dies erklärt, warum einige Personen viele Kohlenhydrate, z. B. Nudeln, Reis, Kartoffeln usw., essen können und dennoch leicht Körperfett verlieren, während andere Personen bei gleicher Kohlenhydratzufuhr an Körperfett zulegen.

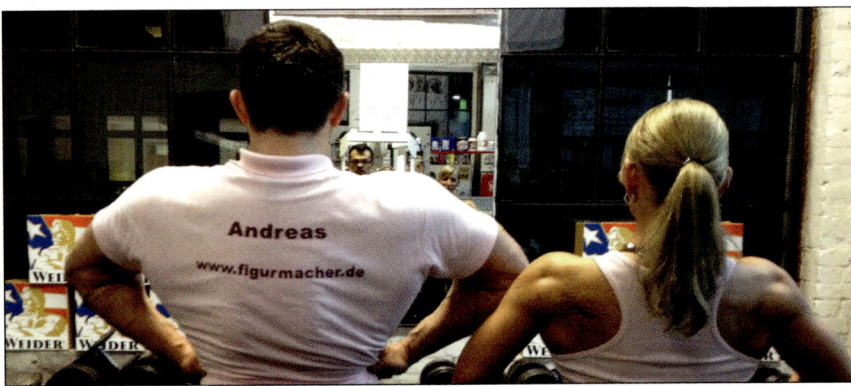

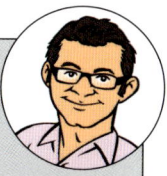

Tipp: Mach einen speziellen Glucosetoleranztest, der misst, wie du auf Kohlenhydrate reagierst. Steigen Insulin und Blutzucker nach der Kohlenhydratzufuhr stark an, dann solltest du mit Kohlenhydraten aufpassen. Steigen Insulin und Blutzucker nur gering an, dann kannst du Kohlenhydrate gut vertragen und solltest eher mit dem Fett aufpassen.

Hier meine eigenen Ergebnisse (93 kg) im Vergleich zu Eyleen (meine Trainingspartnerin, 51 kg).

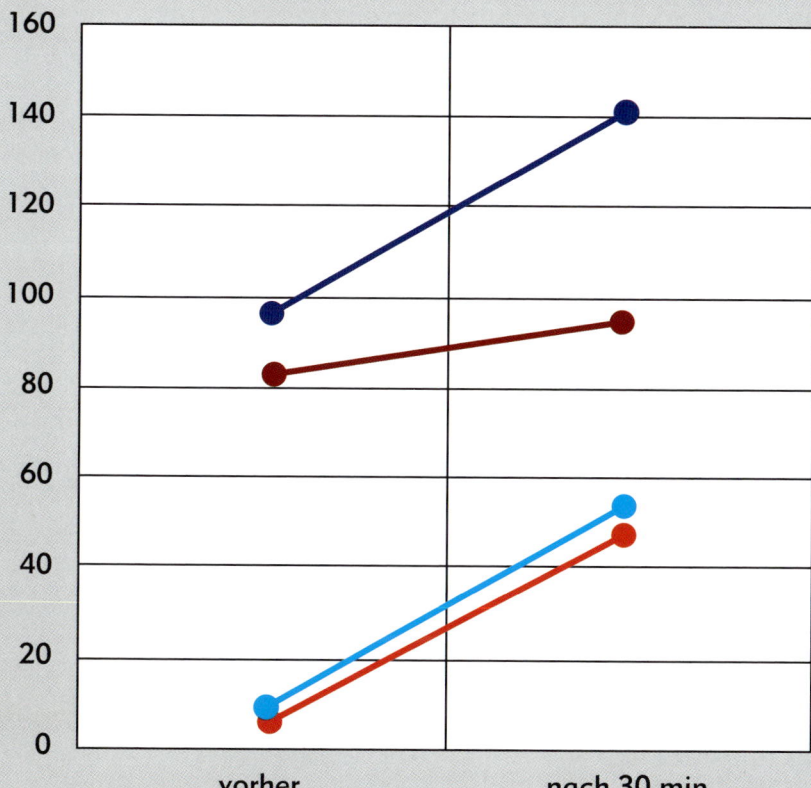

rot: Eyleen Insulin | dunkelrot: Eyleen Glucose | blau: Andreas Insulin | dunkelblau: Andreas Glucose

Die blauen Balken gehören mir. Vor allem die Blutglucose steigt stark an. Das bedeutet, ich muss mit Kohlenhydraten aufpassen und eher Fett/Eiweiß-basiert essen. Eyleen muss dagegen mehr Kohlenhydrate und weniger Fett essen.

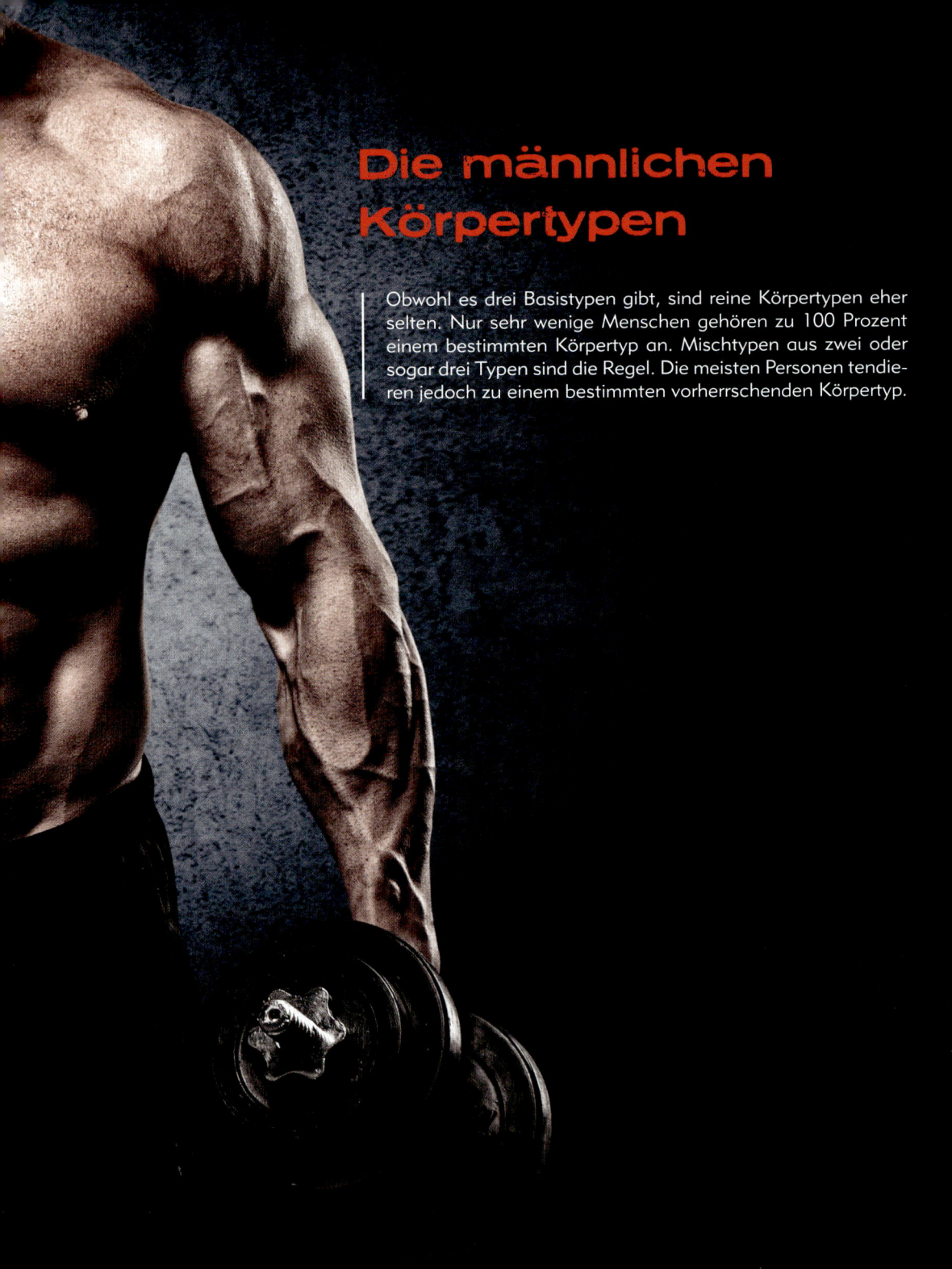

Die männlichen Körpertypen

Obwohl es drei Basistypen gibt, sind reine Körpertypen eher selten. Nur sehr wenige Menschen gehören zu 100 Prozent einem bestimmten Körpertyp an. Mischtypen aus zwei oder sogar drei Typen sind die Regel. Die meisten Personen tendieren jedoch zu einem bestimmten vorherrschenden Körpertyp.

Der Ektomorphe – der schlanke Körpertyp

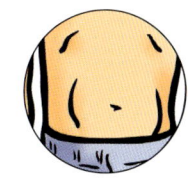

Der Ektomorphe tendiert zu einem großen und schlanken Körper mit schmalen Gelenken und schmaler Taille. Er ist von Natur aus schlank, hat sein ganzes Leben lang kaum Probleme mit übermäßigem Körperfett, kann problemlos einen extrem niedrigen Körperfettanteil halten, besitzt einen sehr effizienten Stoffwechsel und verbrennt überflüssige Kalorien zu Körperwärme.

Personen dieses Körpertyps besitzen ein sehr stabiles Körpergewicht. Wenn sie Gewichtsschwankungen aufweisen, dann meist in Richtung Gewichtsverlust, z. B. durch das Weglassen einer Mahlzeit oder zu geringer Kalorienaufnahme. Wenn Ektomorphe ihr Maß an Aktivität erhöhen, dann verlieren sie für gewöhnlich sehr schnell Körpergewicht und Körperfett, daher ist exzessives Ausdauertraining eher kontraproduktiv.

Ektomorphe beginnen meist mit dem Krafttraining, um ihren schlanken Körperbau aufzubauen, ohne jedoch massive Muskeln zu erreichen. Ohne regelmäßiges Training und bei unterkalorischer Ernährung verlieren viele Ektomorphe die aufgebaute Muskelmasse für gewöhnlich.

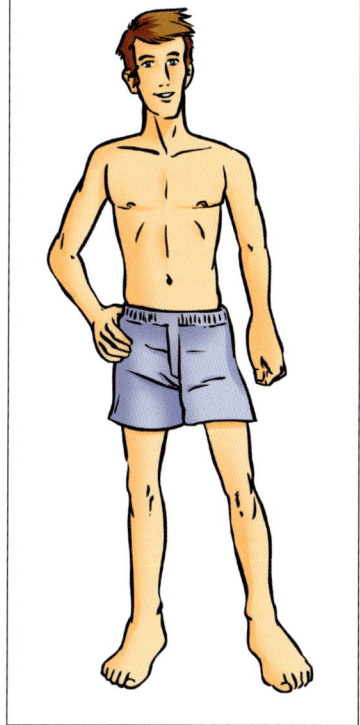

Merkmale des Ektomorphen

- Von Natur aus dünn, schlank
- Lange gradlinige Glieder
- Schmale Gelenke, schmaler Knochenbau
- Schmale Taille, schmale Schultern
- Kantige, herausragende Knochen
- Definiert (niedriger Körperfettanteil ohne Training)
- Hardgainer (baut nur schwer Muskelmasse auf)
- Niedriges Kraftniveau vor Beginn des Trainings
- Schneller Stoffwechsel, der selbst bei zu hoher Kalorienzufuhr alles verbrennt
- Speichert Kohlenhydrate nicht als Fett (hohe Kohlenhydratzufuhr erlaubt)
- Hohes Energielevel
- Tendiert zu Überaktivität und Ruhelosigkeit
- Von Natur aus Ausdauerathlet (erfolgreich in Ausdauer- und Distanzsportarten)
- Manchmal Schwierigkeiten, das Körpergewicht zu halten
- Schwierigkeiten, Gewicht zuzunehmen
- Leidet evtl. an Schlaflosigkeit
- Reagiert am besten auf kurzes hochintensives Training (HIT)

Es benötigt Jahre konsequenter Gewichtstrainingseinheiten und Ernährung, um diesen Körpertyp aufzubauen.

Vorteil: Personen dieses Körpertyps können oft essen, ohne an Körpefett zuzunehmen.

Nachteil: Der Muskelaufbau und -erhalt gestaltet sich oft schwierig.

MEINE HELDEN

Heikos Traum

Als Beispiel für die Möglichkeiten eines schlanken Körpertyps möchte ich von Heiko berichten, den ich auf einem Seminar im August 2008 kennengelernt habe. Er war einer der Teilnehmer und kam nach dem Seminar auf mich zu. Heiko erzählte mir von seinem Traum, es einmal auf eine Bodybuildingbühne zu schaffen und fragte, ob ich ihn coachen könne.

Als wir angefangen haben, lag Heiko bei 75 kg Körpergewicht. Um seinen Traum zu erreichen, musste er kräftig zunehmen. Da Heiko ein schlanker Körpertyp ist, bedeutete das, viel zu essen. Heikos Höchstgewicht betrug 84 kg, das war im Februar 2009. Um das zu erreichen musste er nachts aufstehen und einen Shake trinken. Die Gewichtssteigerung erreichte er durch die Zufuhr von täglich:

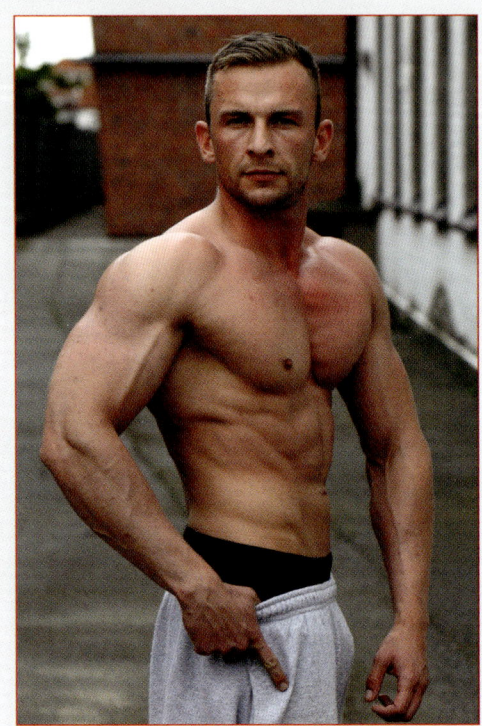

250 g Eiweiß
700 g Kohlenhydraten
100 g Fett

Ende Februar ging die Vorbereitung auf den Newcomer-Wettkampf im April 2009 los. Hier der Diätplan:

500 g Reis am Tag als KH-Quelle
350 g Protein (vorrangig aus Proteinkonzentraten und Hühnerfleisch)
60–80 g Fett, davon 10 g Lachsöl

Die Supplements:

9 Uhr: 80 g Proteinpulver mit 500 ml Wasser
1 Multi Vita Caps
10 Whey Amino Tabletten

17 Uhr: 80 g Proteinpulver mit 500 ml Wasser

18.00 – 19.30 Uhr: Training
(HIT wie im Kapitel Schlanker Körpertyp)

19.30 Uhr Postworkout-Drink:
500 ml Traubensaft
10 g L-Glutamine
10 g BCAA = 8 BCAA Caps
20 g Aminos = 12 Whey Amino Tabletten
3 g Creatine
1 Multi Vita Caps
250 mg Magnesium

Am Wettkampftag blieben 78 harte kg übrig. Es reichte für den Vizetitel. Meiner Meinung nach hätte Heiko den ersten Platz verdient gehabt. Nur leider war er zu nervös und aufgeregt auf der Bühne. Darunter litt die Präsentation.

Ektomorphe Trainings- und Ernährungsstrategien

So merkwürdig es auch klingen mag, die häufigste Klage des Ektomorphen ist, ungeachtet der Ernährung nicht zunehmen zu können. Die folgenden Richtlinien werden dem ektomorphen Körpertyp helfen, seine Erfolge zu maximieren:

Ruhe und Entspannung

Ektomorphe sind sehr schlanke und aktive Personen mit einem schnellen Stoffwechsel. Die erste und offensichtlichste Lösung ist, die Aktivität zu reduzieren. Die Konservierung der nervösen Energie ist sehr wichtig. Ektomorphe müssen lernen, sich zu beruhigen und mehr zu entspannen.

Mehr Schlaf

Ektomorphe tendieren dazu, zu wenig zu schlafen oder leiden oftmals unter Schlaflosigkeit. Da sie für gewöhnlich sehr viele Kalorien verbrauchen, selbst in der Ruhephase, ist es sehr wichtig, ausreichend qualitativen Schlaf zu erhalten. Kleine kurze Schläfchen tagsüber sind ebenfalls empfehlenswert.

Reduktion von Stress und Sorgen

Es besteht die Tendenz zu Nervosität, Stress und Hyperaktivität. Techniken zur Stressbewältigung können behilflich sein, bessere Resultate im Ernährungs- und Trainingsprogramm zu erzielen, z. B. kann Meditation sehr hilfreich sein.

Vermeidung von Übertraining

Die besten Resultate lassen sich mit kurzen und hochintensiven Trainingsprogrammen erzielen. Tägliche und langandauernde Trainingseinheiten sind jedoch kontraproduktiv. Die Trainingszeit sollte sehr kurz gehalten werden und im Gegenzug viel Zeit für die Erholung gegeben sein. Wir empfehlen das sogenannte HIT-Training.

> Es reicht nicht zu wissen.
> Wir müssen anwenden.
> Es reicht nicht zu wollen.
> Wir müssen handeln.
>
> *Bruce Lee*

Reduktion des aeroben Trainings auf ein Minimum

In einigen Fällen kommt es vor, dass auch Ektomorphe einen etwas höheren Fettgehalt aufweisen, obwohl übermäßiges Körperfett normalerweise kein Problem darstellt. Aus diesem Grund sollte auch das Ausdauertraining sehr begrenzt sein und nur aus gesundheitlichen Gründen ausgeführt werden. 15–30 Min. 3 x wöchentlich sind ausreichend.

Halte die Kalorienzufuhr hoch und verpass keine Mahlzeit

Ektomorphe benötigen eine hohe Kalorienzufuhr. Du solltest kalorienreiche Lebensmittel zu dir nehmen sowie moderate Mengen an gesunden Fetten, z. B. aus Leinöl, Nüssen, Samen, Erdnussbutter und Fisch. Du solltest keine Mahlzeiten ausfallen lassen.

Viele komplexe Kohlenhydrate

50-55%
Kohlenhydrate

30%
Protein

10-20%
Gesunde Fette

Kohlenhydratreduktion ist eine gute Methode, um überschüssiges Körperfett abzubauen. Da Ektomorphe aber einen sehr geringen Körperfettgehalt aufweisen, sehr leicht Körperfett abbauen und nahezu alles an Kalorien verbrennen, gibt es keinen Grund, die Kohlenhydratzufuhr zu beschränken. 50–55 % der täglich zugeführten Kalorien sollten aus Kohlenhydraten, 30 % aus Protein und 15–20 % aus gesunden Fetten bestehen.

Nahrungsmittelqualität

Ektomorphe bemerken sehr schnell, dass sie alles essen können, ohne dass es sich negativ auf ihren Körper auswirkt – und praktizieren dies auch sehr oft. Dies ist jedoch keine gute Entscheidung. Eine gute Ernährung ist nicht nur für die optischen Verbesserungen verantwortlich, sondern für deine Gesundheit unerlässlich. Daher ist es immens wichtig, nährstoffreiche Lebensmittel zu sich zu nehmen, statt nur Kalorien zuzuführen. Benutze nicht den Masseaufbau als Vorwand, dich von Fast Food zu ernähren, selbst dann nicht, wenn es keine negativen Auswirkungen auf dein äußeres Erscheinungsbild haben sollte. Ektomorphe müssen sich über den Nährwert ihrer Nahrung und über die Auswirkungen auf ihre Gesundheit bewusst sein.

Mein Held
Murat Demir

Murat und ich kennen uns schon über 15 Jahre. Wir haben uns im legendären Sportstudio Stresemann in Bremen kennengelernt. Murat hatte damals gerade seine ersten Wettkämpfe hinter sich und war unheimlich wissbegierig, was das Thema Ernährung und Training anging. Ein kleiner Tipp genügte, damit er auf der Bühne noch besser aussah: Murat brauchte einfach weniger Kohlenhydrate und mehr Salz in der Nahrung …

Ich freue mich sehr, dass ich Murat in meinem Buch abbilden darf. Ich habe für dieses Buch schöne Erinnerungen an die Anfangszeit herausgesucht.

Steckbrief des heutigen Mr. Olympia in der Classic Bodybuilding Kategorie:

Geburtsdatum: 7.6.1974
Wohnort: Bremen
Sternzeichen: Zwilling
Körpergröße: 181 cm
Beruf: Shop-Inhaber
Hobbys: Bodybuilding, Reisen, Lesen, Essen gehen
Wettkampfgewicht: 83 kg
Off-Season-Gewicht: 89 kg
Lieblingsessen: Chinesisch
Aktiv seit: 1990
Wettkämpfe seit: 1995
Sportliche Vorbilder: Arnie, Hamdullah Aykutlug, Flex Wheeler
Lebensmotto: Gib niemals auf. Wenn man will, schafft man alles im Leben!
Lieblingsrezept: Magerquark, Eiweißpulver Vanille, rote Grütze ohne Zuckerzusatz, gehobelte Nüsse, Kirschen „von Natreen", ein Schuss Milch 0,3 % – Alles schön verrühren und etwas Kokosflocken drüber und fertig!
Erfolge: Erster Wettkampf 1995 – Deutsche Newcomer 4. Platz. Es folgten unzählige weitere Wettkämpfe.
Beste Platzierung 2011: Mr. Olympia 1. Platz. Classic Bodybuilding.

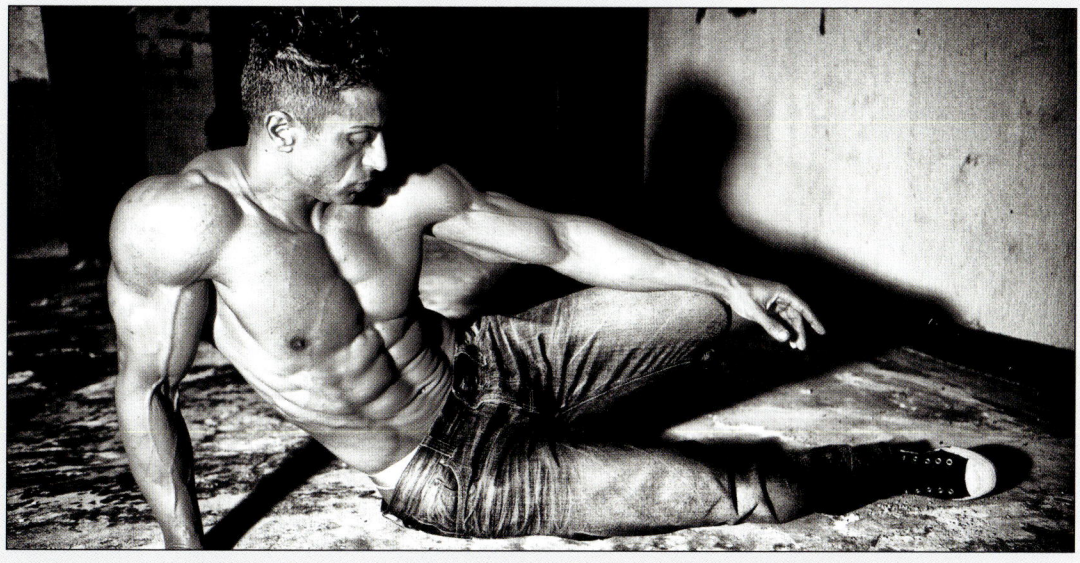

MEINE HELDEN

Beschreibe deinen sportlichen Werdegang in Form eines kleinen Lebenslaufs

Ich bin 1974 in Kayseri in der Türkei auf die Welt gekommen. Als ich drei Monate alt war, haben meine Eltern mit mir die lange Reise nach Deutschland angetreten. Mein Vater hat in der Wollkämmerei in Delmenhorst gearbeitet, wo ich auch aufgewachsen bin. Ich war schon immer sportbegeistert. Als Kind habe ich den ganzen Tag draußen Fußball gespielt. Ich wollte einem Verein beitreten, aber mein Vater hat es für wichtiger empfunden, dass ich ins Internat gehe. Nach 2 Jahren, kaum Freizeit und Sport – wir mussten jedes Wochenende und in den Ferien ins Internat – wurde mir sehr früh schon klar, dass Disziplin und Durchhaltevermögen mit die wichtigsten Dinge im Leben sind. Ob Job, Familie oder Sport, man kann alles schaffen, man muss es nur wollen!

Zum Bodybuilding bin ich wie viele andere auch durch die Faszination an den Herkulesfilmen und natürlich an Conan der Barbar gekommen – nicht unbedingt an der Handlung, sondern am Körper Arnold Schwarzeneggers. Ich wollte unbedingt auch so aussehen. Aber in meinem Freundeskreis interessierten sich die Jungs nur für Fußball, deshalb habe ich mich dann in einem Club in Delmenhorst angemeldet. Ich muss ehrlich zugeben, dass ich zwar Lust hatte, aber nicht das Talent.

Ich ging also ins Fitness-Studio und wollte mich anmelden. Das Problem war nur, dass ich erst 12 Jahre alt war. „Bodybuilding" durfte man erst mit 16 Jahren beginnen. Im Fitness-Studio war auch Kampfsport im Angebot und ich hab mich dann für Judo entschieden. Ich war auch sehr erfolgreich bei einigen Wettkämpfen, ich habe zwei Clubmeisterschaften in der Klasse unter 33 kg gewonnen. Nach weiteren drei Jahren war ich Mitglied im Boxverein Delmenhorst. Da war ich knapp 16 und wog 67 kg. Das war genau mein Ding, aber nur zweimal pro Woche Training hat mir nicht gereicht und so bin endlich beim Bodybuilding gelandet. Parallel dazu war ich auch noch im Tischtennis-Verein. Ich weiß immer noch nicht, was mich da geritten hat.

Bodybuilding hat mir so viel Spaß gemacht, dass ich keine Zeit mehr für andere Sportarten hatte. Die Erfolge waren am Anfang enorm, doch dann passierte nach zwei Jahren nichts mehr. Ich wollte unbedingt Wettkämpfe bestreiten, obwohl ich bis dahin noch nie einen Wettkampf gesehen hatte, nur die Fotos der Profis in den Zeitschriften. Im Studio gab es niemanden, der mir weiterhelfen konnte, also habe ich das Studio gewechselt und hatte Glück, da sich dort gerade jemand auf einen Wettkampf bei den Junioren der Nabba (Bodybuildingverband) vorbereiten wollte. Mein Gewicht lag bei 82–85 kg und ich wollte nicht so schmal auf die Bühne. Ich war zwar Junior, aber der andere auch und der hatte 115 kg. Ich hatte noch 7 Monate Zeit, aber null Ahnung. Ich habe dann den anderen Junior gefragt, ob er mir helfen würde. Ich denke heute, dass er keinen Gegner in mir sah, denn obwohl wir in derselben Klasse antraten, sagte er zu. Dafür bin ich ihm immer noch sehr dankbar, denn ich habe sehr viel gelernt.

Ich aß alles, was meine Mutter machte, was vorher nicht der Fall gewesen war. Bei sechs Geschwistern musste sie schon eine Menge kochen, aber die letzten, die nach Hause kamen, haben nichts mehr abgekriegt. Zuerst war es nicht so schlimm, denn in einem türkischen Haushalt wirst du dafür gelobt, dass du viel isst! Später waren die Töpfe meiner Mutter noch größer, aber sie hatte ja den Parasiten Murat mit Bandwürmern im Bauch (das haben meine Eltern vermutet) zu Hause. Nix mit Bandwürmern – ich wuchs und wuchs! Das reichte mir aber nicht und ich zog los: Kein McDonalds, keine Dönerbude war mehr sicher vor mir. Ich war im 3. Lehrjahr als Kfz-Mechaniker und bekam ca. 700 DM Lohn ausbezahlt.

Allein Proteine, Weight Gainer und Aminos, die ich in Massen zu mir nahm, verschlangen mein Geld bevor der Monat zu Ende war. Ich habe dann noch nebenbei auf einer Hühnerfarm gearbeitet und bin für 5 DM Stundenlohn hinter den Hühnern, Gänsen und Kaninchen hergerannt. Danach hab ich in einem Restaurant in der Küche Teller gewaschen für 9 DM pro Stunde. So konnte ich mir alles alleine finanzieren und musste niemanden um Unterstützung bitten.

Der Tag war gekommen: 1. Juli 1995, die Diät fing an. Mein Gewicht lag bei knapp 103 kg mit viel Fett und Wasser natürlich. Aber egal, 50er Arme hatte keiner meiner Freunde. Mittlerweile hatte ich auch ausgelernt und einen Job bei Chrysler in Bremen bekommen. Finanziell gesehen war das fantastisch, aber bei einem Dreischichtsystem war die Wettkampfvorbereitung nicht einfach. Aber auch da war ich positiv eingestellt. Es musste gehen! Die Diät war absolutes Neuland für mich. Ich hatte noch nie zuvor Reis für mich gekocht oder so viele Lebensmittel eingekauft. Einmal pro Woche zog ich los und kaufte in Massen Eier, Kartoffeln, Magerquark und Fleisch. Mit der Zubereitung der Mahlzeiten war es echt schwierig, zumal ich auch noch zu Hause wohnte und mir nicht immer sicher sein konnte, dass sich nicht auch meine Geschwister mein Essen einverleiben würden. Ein Glück für mich, dass sie ungenießbar fanden, was ich zubereitete. Nach 8 Wochen Diät und 6 Tagen Training pro Woche,

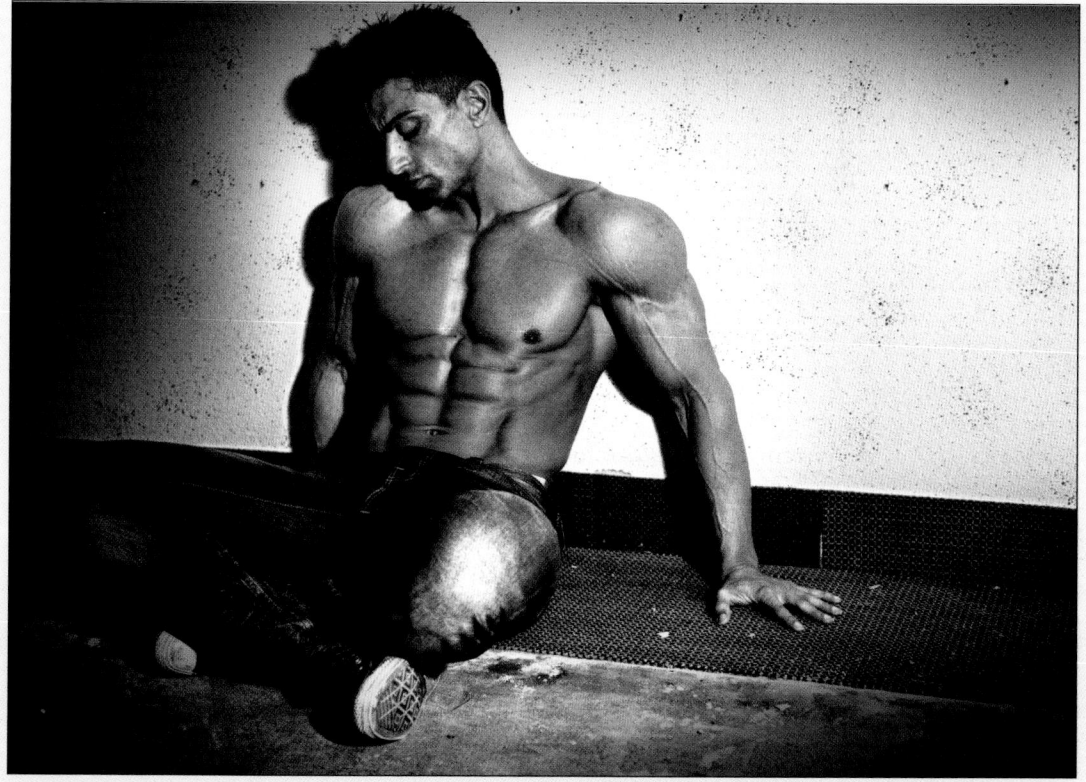

eine Stunde Kraft und eine Stunde Cardio, war ich bei 90 kg. Aber so wie ich mich noch nie gesehen hatte: definiert und voluminös, das war einfach nur geil! Die Mühe hatte sich jetzt schon gelohnt. Die Vorbereitung hat größtenteils in Bremen im Sportstudio Stresemann stattgefunden. „Schorse" war ein großes Vorbild und Mentor zugleich. Er hatte schon unzählige Meisterschaften mitgemacht und viele Titel eingeheimst und war für den letzten Schliff zuständig (Posing, Kür usw.) In der Zeit hatte ich auch Kontakt zu Lutz Wilke, dem ehemaligen Mr. Universum und IFBB-Profi. Wir haben ihn besucht und mit den besten Maschinen trainiert: Hammer Strength. Er hat uns auch begutachtet und war besonders von meiner Form und Linie begeistert. Er erzählte, dass in einer Woche die Deutsche Meisterschaft der Newcomer Nabba in Köln stattfinde und dass er uns dort gerne anmelden würde. Wir wollten aber eigentlich die Norddeutsche drei Wochen später mitmachen. Da ich aber heiß war, sagte ich zu.

Als ich die riesige Halle betrat und die Bühne sah, auf der ich später auch stehen sollte, wurde mir richtig mulmig. Hinter der Bühne gab es Eiweißriegel, Bananen, Äpfel und Wasser. Ich sah zum ersten Mal Dennis James, der noch Amateur war (heute ist er Bodybuildingprofi). Er aß die Riegel und Bananen und trank Wasser. Naja, habe ich mir gedacht, wenn Dennis James das isst und großartig aussieht, kann das ja für mich auch nicht schlecht sein. Ich habe – so ausgehungert wie ich war – 20 Riegel und 10 Bananen gegessen und um alles runter zu spülen Wasser getrunken! Einige Wettkämpfer können sich wohl vorstellen, was mit meinem Körper passiert ist. Hätte man meinen Kopf nicht gesehen, hätte man denken können, ich sei eine im 9. Monat schwangere Frau. Knapp eine halbe Stunde bis zum allerersten Auftritt und ich steckte auf der Toilette fest. Meine Gegner waren beim Aufpumpen und Einölen und ich war beim Pressen und habe um mein Leben gekämpft, denn ich hatte eine Verstopfung vom allerfeinsten. Als die Junioren aufgerufen wurden, geschah ein Wunder und ich konnte mich teilweise von der Nahrung befreien. Im nächsten Moment stand ich auch schon auf der Bühne und ich war glücklich. Ich habe bei einem starken Teilnehmerfeld einen souveränen 4.Platz gemacht. Die anderen Meisterschaften waren nicht so skandalös und sind gut über die Bühne gegangen. Ich hatte jedoch nach der Saison solche Fressattacken, dass ich ziemlich schnell wieder wässrig war. Diesen Fehler habe ich nach den folgenden Meisterschaften nicht mehr begangen. Ein Jahr später war ich bei der Bundeswehr in Varel und konnte unter diesen Umständen keine Vorbereitung machen. Im Gegenteil, ich habe in den 10 Monaten 8 kg wertvolle Masse verloren. 1998 war mein nächster Wettkampf. In dem darauffolgenden Jahr machte ich meinen Industrie-Meisterbrief und musste auch eine Wettkampfpause einlegen. Seit Herbst 2000 bis heute habe ich jedes Jahr Wettkämpfe bestritten und werde es auch weiterhin mit Hingabe tun!

Was bedeuten dir Partner und Familie?

Meine Partnerin bestreitet selbst Wettkämpfe und unterstützt mich, wo sie nur kann. Ohne sie wäre ich sicher nicht so weit gekommen! Auch meine Familie freut sich darüber, wenn sie mich in der Zeitung oder im Fernsehen sieht und gibt mir mentale Kraft.

Wie wichtig ist deiner Meinung nach die Ernährung?

Meiner Meinung nach ist sie das Allerwichtigste! Ich würde sogar behaupten, dass sie 70 % ausmacht. Natürlich ist die Erholung auch nicht unwesentlich und ohne Training läuft einfach gar nichts, aber nichtsdestotrotz muss man seine Gelüste gerade in einer Vorbereitung etwas nach hinten verschieben. Obwohl, auch da mache ich mir das so schmackhaft wie nur möglich. Man muss nicht einfach trockene Pute mit Reis essen. Da gibt es so tolle Kombinationen. Ich habe da ziemlich viele leckere Menüs für mich zusammengestellt. Einige Sachen habe ich für meine individuellen Bedürfnisse verändert. Meine Partnerin überrascht mich auch immer wieder aufs Neue. Ihre Quarkspeisen sind Weltklasse! Ich hatte in der Beziehung auch nie einen Berater. Natürlich hole ich mir immer wieder neue interessante Anregungen, um es mir noch schmackhafter zu machen. Ich bin, wenn man es so nennen will, das ganze Jahr über auf Diät. Diät ist aber ein Ausdruck, der mir nicht gefällt. Es müsste eigentlich Ernährungsumstellung heißen. In der Woche bin ich sehr diszipliniert und am Wochenende gönnen wir uns auch mal etwas, was nicht zu einer Bodybuildermahlzeit gehört – z.B. Burger King!

Wie sieht ein Tag deiner Ernährung aus, wenn du nicht in Wettkampfvorbereitung bist?

Menge	Lebensmittel
80 g	Haferflocken mit Eiweißpulver und Milch, 1 Apfel
150 g	Thunfisch mit Salat und Oliven
300 g	Rindersteak mit 100 g Reis und Gemüse
100 g	Protein Riegel 50 % Protein
1	Brezel
1	Eiweißshake
1	Dönerteller mit Reis und Salat, dazu 1 Becher Ayran
50 g	Nüsse
100 g	Proteinriegel, 1 Apfel

Wie sieht ein Tag deiner Ernährung aus, wenn du in Wettkampfvorbereitung bist?

Menge	Lebensmittel
60 g	Haferflocken mit Wasser gekocht und dazu 2 Eier
150 g	Thunfisch mit Salat
250 g	Putensteak mit Gemüsemix
1	Whey Isolat Shake
250 g	Lachs mit gedünstetem Gemüse
30 g	Nüsse

MEINE HELDEN

Erkläre uns, warum du dich so ernährst — wo siehst du persönlich die Vorzüge?

Wenn man sich das ganze Jahr über gut ernährt, dann muss man sich nicht großartig umstellen. Darin sehe ich die Vorzüge. Außerdem hilft es mir, das ganze Jahr über definiert zu sein.

Wie oft in der Woche trainierst du und wie lange pro Training?

Ich trainiere in der Vorbereitung mind. 5–6 Mal pro Woche. Jeweils eine Std. Kraft und anfangs eine halbe Std. Cardio, Später schrittweise bis zu einer Std. In der Off Season reichen 4 Mal pro Woche Kraft und 3 Mal pro Woche jeweils eine halbe Std. Cardio für das Herzkreislaufsystem aus.

Welches Programm bevorzugst du und WARUM?

Ich ändere meine Programme ab und zu, um Langeweile zu vermeiden und nebenbei ist es auch für die Muskulatur gut, öfter aus anderen Winkeln trainiert zu werden. Dadurch setzt man Wachstumsreize. Aber den größten Teil widme ich dem Volumentraining. Ich mache dann 12–15 Sätze, manchmal mehr, für eine große Muskelgruppe und 8–12 Sätze für die kleineren Muskelgruppen. Dabei bevorzuge ich KH und LH, also Grundübungen, denn die haben mir den größten Erfolg gebracht.
Aber auch Maschinen darf man nicht unterschätzen: Da die Hilfsmuskeln nicht so stark in Anspruch genommen werden, kann man sie isolierter trainieren.

Was hältst du von aerobem Training prinzipiell und auch mit Krafttraining kombiniert?

Davon halte ich sehr viel! Zum ersten kommt man nicht darum herum, wenn man definieren will. Komischerweise macht mir das sogar Spaß. Und zum zweiten ist es sehr wichtig für die Kondition und das Herz. Der Irrglaube, dass man dadurch Muskelmasse verliert, ist Quatsch und ich halte nichts von solche Aussagen.

Wochentrainingsplan

Wochentag	Muskel	Übung	Sätze	WH
Montag	Quadrizeps	Beinstrecken	2	15
		Kniebeugen	3	8 bis 12
		Beinpresse	3	8 bis 12
		Ausfallschritte	2	20 Meter
		Beinstrecker	2	20
	Waden	Wadenstrecker stehend	3	15 bis 25
		Wadenstrecker sitzend	3	15 bis 25

Dienstag				
	Brust	Negativ Bankdrücken	3	8 bis 12
		Schrägbank KH	3	12 bis 15
		Brustmaschine	2	12 bis 15
		Schrägbank Flies	2	12 bis 15
		Kabelzug	2	15 bis 20
		Dips	2	20 bis 30
	Bizeps	Langhantelcurls stehend	3	10 bis 15
		Kurzhantelcurls sitzend	3	10 bis 15
		Maschinencurls	3	10 bis 15
		Konzentrationscurls vorgebeugt	2	15 bis 20
	Bauch	Beine heben hängend	3	15 bis 20
		Crunches Schrägbank	3	20 bis 25
		Crunches an der Maschine	3	25 bis 40
Donnerstag	Rücken	Klimmzüge	3	20
		Vorgebeugtes LH-Rudern	3	8 bis 12
		Kreuzheben	3	8 bis 12
		Latziehen zur Brust	3	8 bis 12
		Rudern an der Maschine	3	8 bis 12
	Schultern	KH drücken sitzend	3	10 bis 15
		Multipresse	3	10 bis 15
		Seitheben KH	3	10 bis 15
		Seitheben vorgebeugt	3	15 bis 20
Samstag	Beinbizeps	Liegende Beincurls Maschine	3	15 bis 20
		Kreuzheben ohne Beinbeteiligung LH	3	10 bis 12
		Sitzende Beincurls Maschine	3	10 bis 12

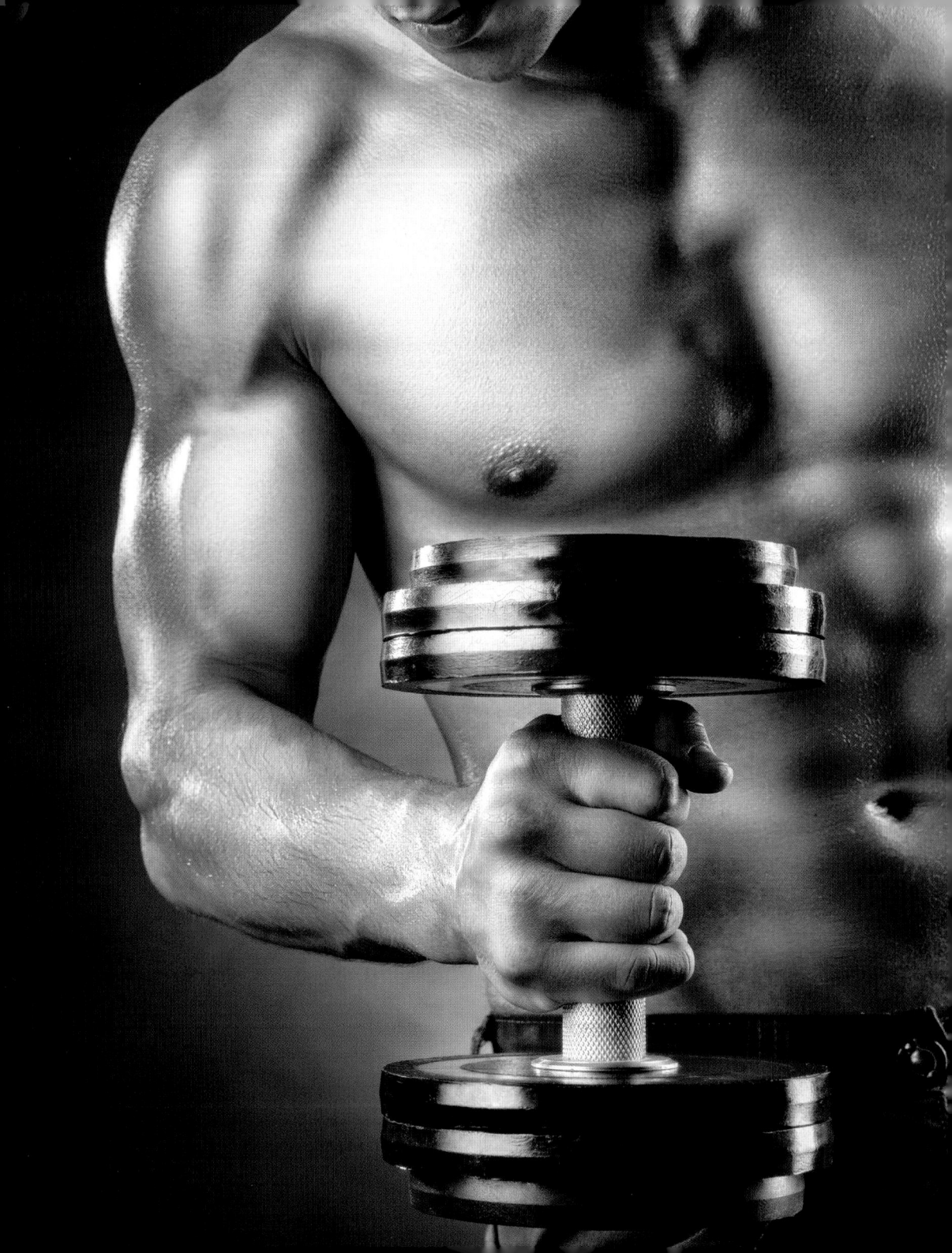

Der Mesomorph – der athletische Körpertyp

Reine Mesomorphe sind von Natur aus sehr definiert, muskulös mit schmaler Taille, breiten Schultern, mittelgroßen Gelenken, langen und großen Muskelbäuchen. Sie sind die typischen geborenen Athleten. Viele von ihnen sind bereits vor Trainingsbeginn muskulös und definiert. Mesomorphe sind genetisch begnadete Personen, die leicht Muskeln aufbauen und Fett verlieren. Sie sind Personen, die nicht sonderlich hart trainieren müssen und dennoch reagieren ihre Körper außergewöhnlich positiv darauf.

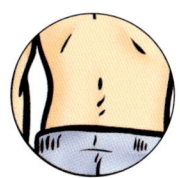

Merkmale des Mesomorphen

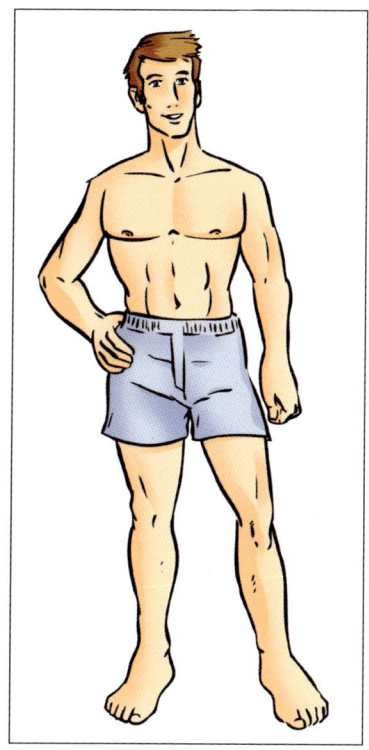

- Mittlerer Gelenkumfang
- Schmale Taille
- Breite Schultern
- Brust dominiert über den Bauchbereich
- Von Natur aus definiert (geringer Körperfettanteil, auch ohne Training)
- Von Natur aus muskulös (schon vor Trainingsbeginn)
- Von Natur aus kräftig (schon vor Trainingsbeginn)
- Hohes Energielevel
- Speichert Kohlenhydrate nicht als Fett (hohe KH-Zufuhr stellt kein Problem dar)
- Schneller effizienter Stoffwechsel
- Keine Probleme der Kontrolle des Körperfettanteils
- Schnelle Kraftzunahme
- Schneller Muskelaufbau
- Schneller Fettabbau
- Sehr schnelle Reaktion auf jede Art von Training (schnelle Resultate)
- Geborene Athleten (erfolgreich in Kraft- und Schnellkraftsportarten)

Die beste Übung für einen schönen Bauch ist gehen …
… und zwar raus aus der Küche!

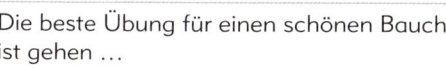

Vorteil: Schneller Muskelaufbau, leichter Körperfettabbau

Nachteil: Zu leichte Erfolge, daher wird das wahre Potenzial oft nicht erkannt und ausgeschöpft.

KÖRPERTYPEN

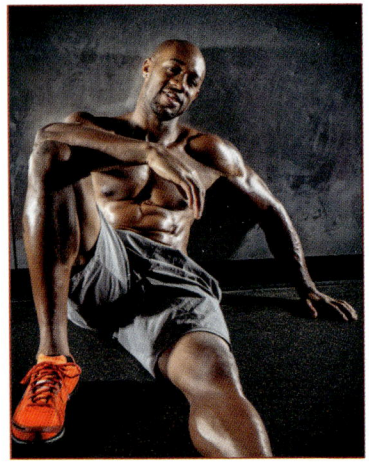

Mesomorphe Ernährungs- und Trainingsstrategien

Zu Ernährung und Training eines Mesomorphen gibt es nicht viel zu sagen. Die Ironie ist, dass es für die meisten Mesomorphen gleichgültig ist, was sie essen oder wie sie trainieren, sie werden trotzdem Muskeln aufbauen und Körperfett verlieren. Viele Mesomorphe tendieren daher dazu, sich auf ihren Erbanlagen auszuruhen und trainieren nicht sehr hart. Als Resultat dessen werden viele von ihnen niemals ihr wahres Potenzial erkennen und ausschöpfen. Das Geschenk einer guten Genetik lässt Menschen bequem werden. Oftmals sind es die genetisch weniger gesegneten Personen, die mit Disziplin, Willensstärke und Hingabe trainieren, sich ernähren und sich weiterentwickeln. Natürlich erreichen Mesomorphe mit klarem Ziel und Willen schnell die Spitze und werden sehr erfolgreich.

Zwei Tipps für Mesomorphe:

Ruh dich nicht auf deiner Veranlagung aus

Menschen, die sagen „das geht nicht!" sollten aufhören, die zu unterbrechen, die dabei sind, es zu tun!

Mesomorphe sind genetisch so begnadet, dass sie oft dazu tendieren, beim Training zu schummeln oder Trainingseinheiten ausfallen lassen, da sie dennoch gut aussehen. Sie sollten sich aber bewusst werden, was sie erreichen könnten, wenn sie 100 Prozent Leistung erbrächten. Solltest du bemerken, dass du in jeglicher Hinsicht genetisch begnadet bist, dann mach das Beste daraus, statt dich auf der Veranlagung auszuruhen. Trainiere und ernähre dich bestmöglich und werde einer der Besten. Auch wenn du keine Wettkämpfe bestreiten möchtest, warum das Potenzial nicht ausschöpfen?

Nahrungsmittelqualität

Wie auch schon bei den Ektomorphen erwähnt, tendieren auch Mesomorphe dazu, nicht ausreichend auf ihre Ernährung zu achten, weil sie ja dennoch Fortschritte verzeichnen. Werde dir bewusst, dass es bei der Nahrung nicht nur um die optischen Verbesserungen geht, sondern auch um die Gesundheit. Wahllos alles zu essen kann im besten Fall deine Entwicklung beschränken. Im schlimmsten Fall, auf lange Sicht, deine Gesundheit beinträchtigen.

Der Endomorphe – der kräftige Körpertyp

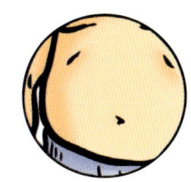

Viele Personen, die hart trainieren, aber beim Verlust von Körperfett Schwierigkeiten haben, gehören dem endomorphen Körpertyp an. Ihn zeichnet ein langsamer Stoffwechsel aus, der genetisch zu einer leichten Fettspeicherung neigt. Personen dieses Körpertyps haben sehr oft einen großen Körperbau mit mittleren bis großen Gelenken. Endomorphe variieren manchmal im Grad ihrer Kohlenhydratsensibilität und Insulinresistenz. Eine kohlenhydratreiche Ernährung ist jedoch nicht sinnvoll. Verarbeitete und raffinierte Kohlenhydrate, die Zucker und weißes Mehl enthalten, sind sehr nachteilig und werden sehr schnell in Körperfett umgewandelt. Ernährungsweisen mit geringem oder moderatem Kohlenhydratanteil und hohem Proteingehalt sind am besten geeignet. Endomorphe müssen sich stets sehr diszipliniert und gesund ernähren. Sie nehmen sehr leicht an Körperfett zu, wenn sie zu viel essen oder die falschen Lebensmittel verzehren, und ihr Stoffwechsel ist sehr nachtragend. 1–2 sogenannte Schummelmahlzeiten pro Woche sind das Limit. Vernächlässigte Ernährung oder zu viele Schummelmahlzeiten werfen den kräftigen Körpertyp zurück. Nur mit einer Diät allein geht ein Körperfettverlust nur sehr schwer vonstatten, selbst eine perfekte Diät bringt manchmal nicht den gewünschten Erfolg. Endomorphe benötigen die Stoffwechselbeschleunigung, die ein Krafttraining liefert. Ein hohes Maß an aerobem Training ist erforderlich, um Körperfett abzubauen. Ein extremer Endomorpher wird trotz eines angepassten Ernährungs- und Trainingsplans Schwierigkeiten beim Verlust von Körperfett haben. Die Kohlenhydratzufuhr muss oft drastisch reduziert werden (unter 175 g pro Tag), bevor irgendeine Art von Körperfettverlust stattfindet. Oft ist eine Kohlenhydrat-Zirkulation nötig, d. h., kohlenhydratreichere Tage wechseln sich – bei gleichbleibender Energiezufuhr – mit kohlenhydratarmen Tagen ab, um den langsamen Stoffwechsel zu erhöhen und nicht in den Hungermodus zu schalten.

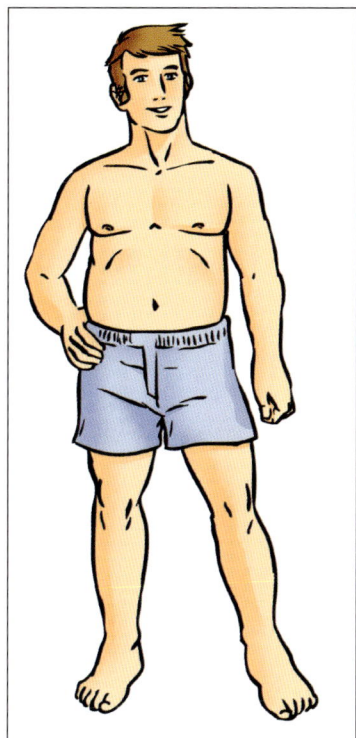

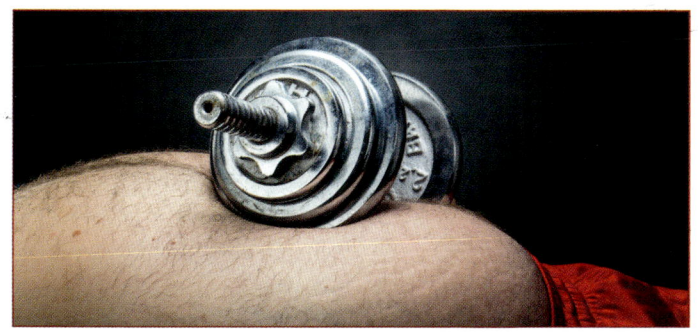

Merkmale des Endomorphen

- Von Natur aus einen hohen Körperfettanteil (oft übergewichtig)
- Großer Knochenbau, große Gelenke
- Kurze, zuspitzende Arme und Beine
- Runde und weiche Konturen
- Breite Taille und Hüfte
- Taille dominiert über den Brustbereich
- Tendiert dazu, übermäßige Kalorien als Fett zu speichern
- Das verlorene Körperfett fernzuhalten, bleibt eine Herausforderung
- Tendiert zu Bequemlichkeit
- Langsame Bewegungen und Mangel an Energie
- Langsam arbeitende Schilddrüse und Hormonungleichgewicht (manchmal)
- Ziemlich gutes Kraftlevel
- Empfindlichkeit gegenüber Kohlenhydraten (Kohlenhydrate werden leicht als Körperfett gespeichert)
- Reagiert besser auf Ernährung mit viel Protein und wenig (oder moderaten) Kohlenhydraten
- Langsamer Stoffwechsel (in Ruhephasen werden wenig Kalorien verbrannt)
- Schläft schnell ein und sehr tief
- Viel aerobes Training nötig, um Gewicht und Körperfett zu verlieren
- Perioden von Müdigkeit und Erschöpfung
- Tendenz, nach Beendigung des Trainings leicht an Fett zuzunehmen
- Tendenz, sehr langsam Körperfett zu reduzieren, selbst bei guter Ernährung mit wenig Fett, Kohlenhydraten und Kalorien
- Reagiert am besten auf häufigeres, sogar tägliches Training

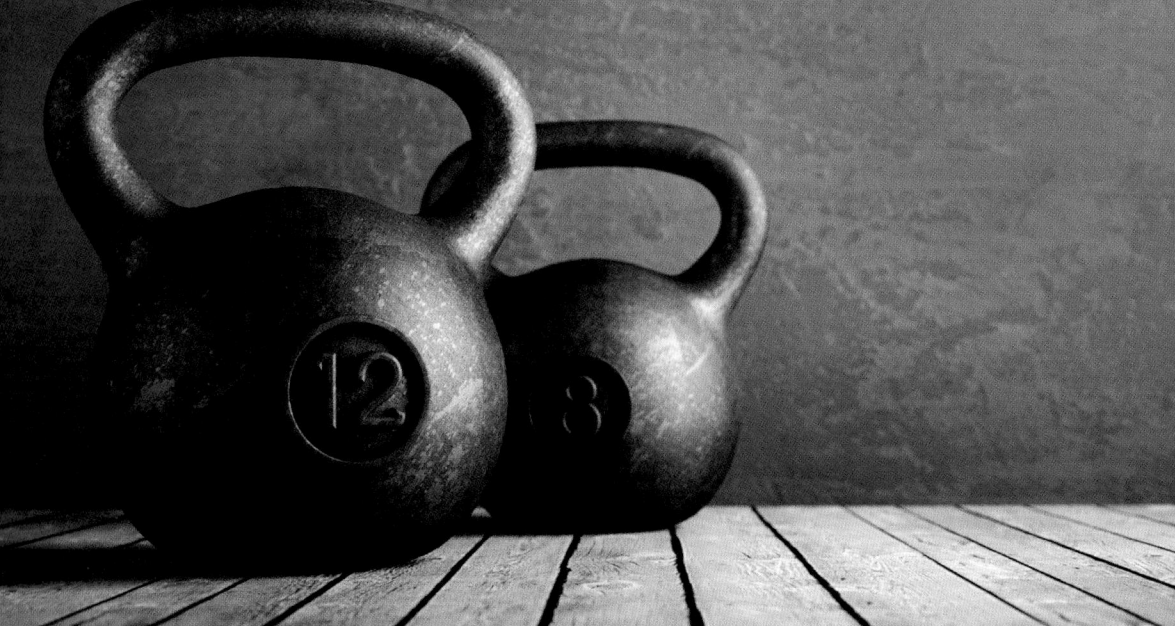

Endomorphe Ernährungs- und Trainingsstrategien

Wenn es um Fettverlust geht, dann ist für den Endomorphen eine gut durchdachte Ernährungs- und Trainingsplanung bedeutsamer als für jeden anderen Körpertyp. Der Fokus der Strategie sollte auf einem hohen Maß an Aktivität, Disziplin und konsequenten Ernährungsgewohnheiten liegen. Viele Endomorphe benötigen einen gewissen Grad der Kohlenhydrateinschränkung mit einem höheren Anteil an Eiweiß als Ausgleich.

Viel Eiweiß und wenig Kohlenhydrate

Für den Endomorphen haben sich Diäten mit viel Eiweiß und einer moderaten Menge an Kohlenhydraten am besten bewährt. Oft variiert der Grad der Kohlenhydratsensibilität und Insulinresistenz, deshalb sind Diäten mit einem hohen Kohlenhyhdratanteil für gewöhnlich nicht sehr effektiv. Zucker ist ein absolutes Tabu. Verarbeitete und raffinierte Kohlenhydrate, die weißen Zucker und weißes Mehl enthalten, werden sehr schnell in Körperfett umgewandelt. Grund dafür ist die Art und Weise, wie Endomorphe auf das Hormon Insulin reagieren.

Training ist eine absolute Notwendigkeit

Endomorphe benötigen die stoffwechselaktivierenden Eigenschaften z. B. eines Krafttrainings. Das bedeutet eine gute Ernährung in Kombination mit einem Kraft- und aeroben Training. Nur eine Diät allein, bedeutet für den Endomorphen oft ein Scheitern.

Hohes Maß an aerobem Training

Endomorphe benötigen mehr aerobes Training, um Körperfett zu verlieren. Einige von ihnen verlieren erstaunlicherweise mit Leichtigkeit Körperfett, wenn Sie verschiedene Arten von aerobem Training 4–5 Mal pro Woche ausführen. Extreme Endomorphe benötigen für gewöhnlich jeden Tag aerobes Training (7 Tage pro Woche). Sie alle tendieren dazu, das verlorene Körperfett wieder zurückzuerlangen, wenn sie das aerobe Training wieder einstellen. Um ihre Fortschritte von Dauer aufrechtzuerhalten, ist oft ein lebenslanges Training erforderlich.

Mehr Aktivität

Endomorphe tendieren für gewöhnlich (nicht immer) dazu, sich zu entspannen und ständiger Bewegung zu widersetzen. Die beste Strategie für dich ist, aktiv zu sein und es zu bleiben, du musst dich bewegen. Nimm zusätzlich zu den gewöhnlichen Trainingseinheiten andere sportliche oder erholende Aktivitäten auf, die dich in Bewegung halten. Du solltest jeden Tag aktiv sein.

Lebenslange Verpflichtung zu sportlicher Aktivität

Ein negatives und faules Dasein kann zu Elend, Depressionen, schlechter Gesundheit und Versagen führen. Ergreife die Initiative und nimm dein Leben in die Hand. Werde erfolgreich!

*Phil Heath,
Mr. Olympia*

Endomorphe haben die Verpflichtung zu einem lebenslangen Trainingsprogramm, um erreichte Ziele langfristig zu erhalten. Nach dem Erreichen deiner Ziele bezüglich Körpergewicht und Körperfettgehalt bedarf es trotzdem eines regelmäßigen Trainings, ca. 3 Mal wöchentlich, um das verlorene Körperfett nicht wieder zurückzuerlangen. Natürlich sollte dies auch aus gesundheitlichen Aspekten getan werden, aber für den endomorphen Typ ist das regelmäßige Training notwendig, um den Körperfettgehalt unter Kontrolle zu halten. Solltest du dich einmal dazu entschlossen haben, musst du es auch beibehalten oder du wirst deinen erreichten Standard wieder verlieren. Halte dein Niveau und entwickel es weiter!

Trainiere intensiv (hart)

Die grundlegende Eigenschaft eines Endomorphen ist es, sich alles leicht zu machen oder zu entspannen. Als Endomorpher musst du diesem Drang widerstehen, mit hoher Intensität trainieren und dich ständig antreiben. Nicht nur, dass du täglich trainieren solltest, du musst auch bemüht sein, ständig härter zu trainieren und die Bestleistungen zu steigern. Nur dadurch wirst du weitere Fortschritte erzielen.

Hohe Trainingsfrequenz

Endomorphe sollten ständig in Bewegung sein, um ihren Stoffwechsel am Laufen zu halten. Sich für zu lange Zeit auszuruhen und sich nicht zu bewegen, hätte negative Auswirkungen auf den Stoffwechsel. Die Stoffwechselerhöhung des Trainings ist bei diesem Typ nicht von langer Dauer. Für Personen mit einem natürlich langsamen Stoffwechsel ist der einzige Weg, diesen zu erhöhen, ein regelmäßiges Training.

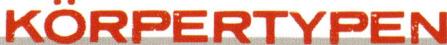

Trainingsdauer

Um Körperfett zu verlieren müssen Kalorien verbrannt werden und zwar mehr Kalorien als zugeführt werden. Das erreichst du, indem du das aerobe Training länger ausführst. Normalerweise reichen Cardioeinheiten mit der Dauer von 20 Minuten. Dies ist für einen Endomorphen aber eher ein Erhaltungstraining und selten ausreichend. Für eine maximale Fettverbrennung werden 30–45 Minuten empfohlen. Unter Umständen können auch bis zu 60 Minuten notwendig sein. Nachdem du dein körperliches Ziel erreicht hast, kannst du zu einem 20-minütigen Erhaltungstraining zurückkehren.

Vermeidung von zu viel Schlaf

Endomorphe sollten zu viel Schlaf vermeiden und früh aufstehen. Sie sind selten Frühaufsteher und verspüren ständig den Drang, morgens weiter zu schlafen oder kleine Mittagsschläfchen zu halten. Widerstehe diesem Drang! Empfehlenswert für einen Endomorphen ist es, früh aufzustehen und ein morgendliches aerobes Training auszuführen.

Weniger Zeit vor dem TV

Zeitvertreibe, die auf der Couch stattfinden, sind Endomorphen nicht zu empfehlen. Ganz besonders, wenn du schon 40 Stunden pro Woche durch Bürotätigkeiten hinter dem Schreibtisch verbringst. Du solltest die Zeit auf der Couch so viel wie möglich durch körperliche Freizeitbeschäftigungen oder Training ersetzen.

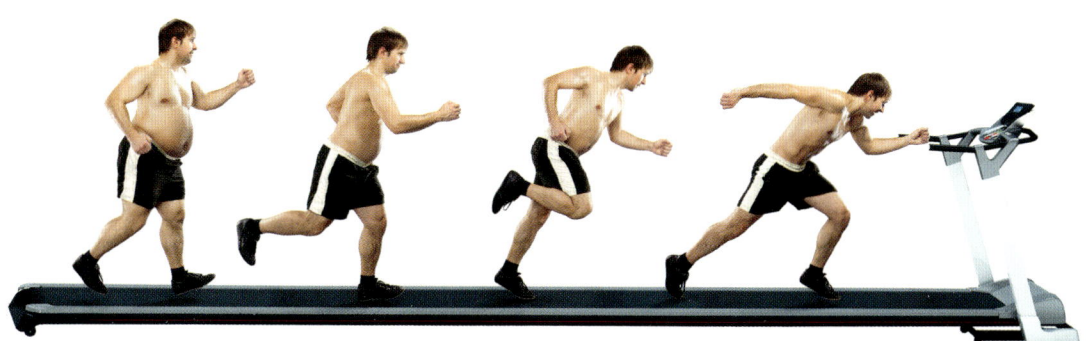

Stoffwechselstimulierende Übungen

Bevorzuge Krafttrainingsübungen, die große Muskelgruppen beanspruchen, wie z. B. Rücken- oder Beinmuskeln, sie haben sehr effektive stoffwechselstimulierende Eigenschaften und eine gute Freisetzung von Hormonen, die die Fettverbrennung steigern. Verbundübungen für die Beine (Kniebeugen, Ausfallschritte, Beinpresse etc.) mit hohen Wiederholungsbereichen sind besonders gut geeignet. Yoga, Pilates usw. sind Aktivitäten mit durchaus positiven Effekten für den Körper, nur leider für einen Endomorphen für die Körperfettreduktion allein nicht von Nutzen. Sie können aber ergänzend zum Krafttraining hinzugefügt werden.

Motivation und Inspiration

Endomorphe besitzen manchmal einen Mangel an Motivation, vor allem zu Beginn. Die Lösung ist es nach Dingen Ausschau zu halten, die dich motivieren und inspirieren. Lies z. B. Biographien, schau Sportsendungen, lies Motivationsbücher, trainiere mit einem Partner oder Personaltrainer. Schreib jeden Tag deine Ziele auf und bleib stets motiviert und zielstrebig.

Kohlenhydratbeschränkung

Die endomorphe Ernährung sollte eiweißbetont mit ein wenig mehr Fett und moderaten bis sehr wenigen Kohlenhydraten sein. Dies ist notwendig, da Endomorphe zu einer Kohlenhydratsensibilisierung neigen. Personen mit einem normalen Stoffwechsel können 50–60 % ihrer täglichen Kalorien aus Kohlenhydraten beziehen, während Endomorphe dazu neigen, bei zu hoher Kohlenhydratzufuhr Körperfett aufzubauen.

1–2 Schummelmahlzeiten pro Woche

Endomorphe besitzen einen nachtragenden Stoffwechsel. Sie können nicht regelmäßig bei ihrer Ernährung schummeln. 1–2 Schummelmahlzeiten pro Woche sind das Limit, alles andere würde sie zurückwerfen. Diese sogenannten Schummelmahlzeiten sollten für besondere Gelegenheiten oder als Belohnung für eine Woche disziplinierter Ernährung und intensiven Trainings reserviert bleiben.

Konsequenz und Ausdauer

Endomorphe verlieren ihr Körperfett langsamer als Ekto- oder Mesomorphe, deshalb müssen sie sehr konsequent und diszipliniert in ihren Ernährungs- und Trainingsgewohnheiten sein, 24 Stunden am Tag, das ganze Jahr über. Sie verlieren wie jeder andere Körperfett, nur leider bedarf es mehr Zeit. Die Resultate werden kommen, aber nicht ohne die dafür nötigen Bemühungen. Geduld ist eine Tugend, die Endomorphe, in Bezug auf Körperfettverlust, entwickeln müssen.

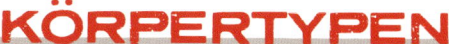

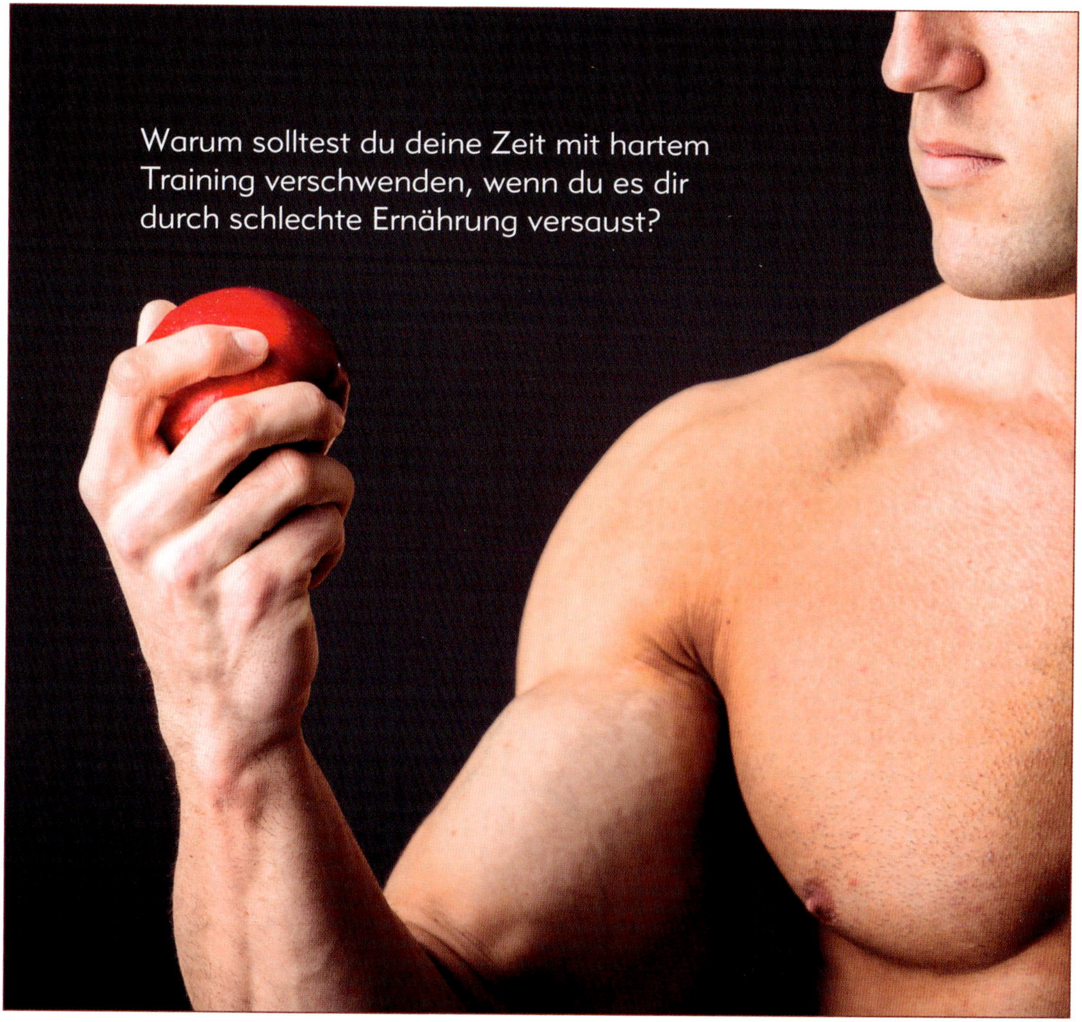

Warum solltest du deine Zeit mit hartem Training verschwenden, wenn du es dir durch schlechte Ernährung versaust?

MEINE HELDEN

Markus Trachte

Zur Person: Markus Trachte, geb. 23.1.1987 in Waldbröl, Größe 1,86 m und nun 116 kg schwer.

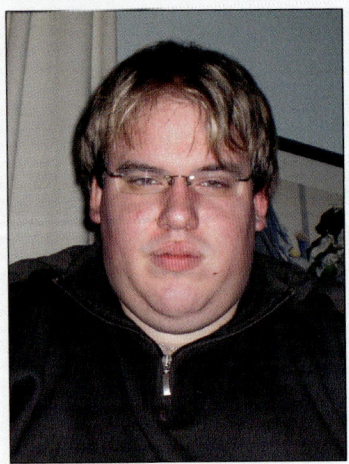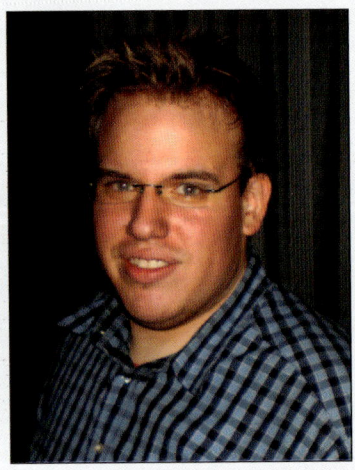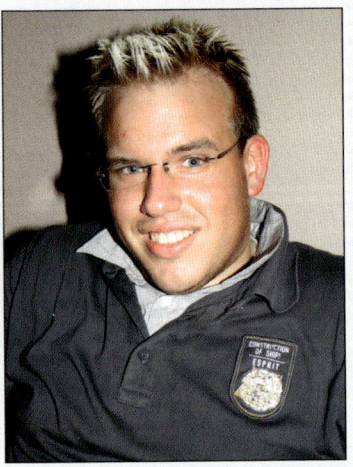

Waldbröl, 2009. Das persönlich veränderungsreichste Jahr in meinem jungen Leben. Warum? Ich fange am Anfang an, damit man verstehen kann, warum ich in den Genuss von 160 kg Körpergewicht kommen durfte.

2004, nach meiner Zeit auf der weiterführenden Schule, begann das Schlamassel. Ich fing eine Ausbildung zum Assistent für technische Informatik an. Eine rein schulische Ausbildung. Wie man sich denken kann, sehr viel in dunklen Kellern und vor hellen Bildschirmen sitzend. So sieht man nicht, dass mit sehr viel Sitzerei, falschem Essen und wenig Bewegung die Pfunde langsam aber sicher wachsen. Nach meiner dreijährigen Ausbildung ging die Jobsuche los. Gelegenheitsjobs, Aushilfstätigkeiten und vieles mehr hielten mich über Wasser. Bis 2009 fand ich nichts und sehr viel Frust in mir brachten mich dazu, immer mehr zu Essen und falsch zu leben.

Es hat „klick" gemacht.

Eines Morgens stand ich vor dem Spiegel und konnte nicht glauben, was ich sah. Aufgedunsen, dick, nicht wirklich attraktiv. Nun legte sich der Schalter in meinem Kopf um. Ich rief meinen Kumpel an und fragte ihn, ob er Lust habe, sich mit mir im Fitness-Studio anzumelden. Er stimmte zu und wir gingen zusammen zwei Tage vor Karneval ins örtliche Studio „Fit & Fun" in Waldbröl. Dort lernten wir sehr schnell den Geschäftsführer kennen, Marcus Laegner, selbst kein Fitnessmuskelberg, jedoch mit einem Händchen dafür, mit Menschen umzugehen und sie zu verstehen. Er führte mit mir eine Ernährungsberatung durch, das Programm folgte dem Ernährungskonzept von „Schlank im Schlaf" nach Dr. Pape. Mir wurde zum ersten Mal im Leben klar, wie mein Körper eigentlich tickt. Mein Leben musste anders werden. Mein bis dahin größter Feind, die Waage, wurde mein allerbester Freund. Denn sie sagte mir jeden Morgen, woraus mein Körper bestand und was sich veränderte. Es mag sein, dass jeden

Morgen wiegen zu viel ist, ich brauchte das aber, um einfach die tägliche Bestätigung zu bekommen. Am Rande: Die Waage im Studio zeigte nur bis 150 kg an, daher konnte ich mich dort nicht wiegen. Also war mein erstes Ziel geboren: abnehmen für die erste Messung im Studio.

Ich lebte bewusster und nach einem einfachen Prinzip: Morgens süß, mittags Kohlenhydrate, und abends Sport mit viel Eiweiß.

So verlor ich innerhalb von 8 Monaten knapp 40 kg Körpergewicht. Ich reaktivierte mein Fahrrad und fuhr teilweise einfach nur rum. Egal wohin, egal wie weit. Meine Kondition war noch nicht so gut, ich kam aber teilweise auf bis zu 40 km am Tag. Denn eines wurde mir grade beim Fahrradfahren klar: Nicht die Leistung der Muskeln, nicht das beste Material, nicht die beste Nahrung bringt einen ans Ziel, sondern der eigene Wille. Und mein Wille besiegte sogar das Brennen in den Beinen, den Muskelkater und vieles mehr. Ehrlich gesagt gab es auch Momente, in denen man sich fragt, warum man sich das antut. Die einfache Antwort, die ich aber auch erst selbst lernen musste: Für meine eigene Gesundheit. Mein Körper dankt es mir täglich, indem ich mich frei und ohne Mühe bewegen kann, Sport einfach nur genieße und mein eigenes Spiegelbild liebe. Und mal ehrlich, es gibt nichts Schöneres als mit sich selbst zufrieden zu sein und vor allem stolz auf das, was man geschafft hat.

Soweit so gut, da war aber noch das Problem mit dem Job. Eines wurde mir auch klar. Der Beruf, den ich gelernt hatte, war gar nicht das, was ich wollte. Nach dem Motto, nimm was du kriegen kannst, habe ich damals eigentlich blind meinem Berufsberater vertraut.

Da ich schon immer irgendwie an Sport interessiert war, sprach ich mit vielen Menschen über das Thema, und so kam ich darauf, eine neue Ausbildung im Bereich Sport zu machen. In einem Gespräch mit einem Trainer aus dem Studio bekam ich heraus, dass dieser Betrieb auch ausbildete. Es konnte nur einen Weg geben: Ich wollte dort einen Ausbildungsplatz. Ich sprach mit Marcus Laegner darüber. Er kannte mich von meiner Anmeldung vor 9 Monaten und stimmte einem Ausbildungsplatz zunächst nicht zu. Das war ein Schlag in die Magengrube. Jedoch wollte ich etwas erreichen und ich bat ihn, mir die Chance zu einem Praktikum zu geben. Dem stimmte er zu und ich begann eine Woche darauf meine Zeit im Studio, sozusagen hinter den Kulissen.

Durch meine positive Ausstrahlung und meinen Arbeitseinsatz erfüllte sich für mich nach kurzer Zeit schon ein kleiner Traum. Ich bekam einen 400-Euro-Job. Festes Einkommen und eine Aufgabe im Leben gaben mir neuen Mut. Nach 6 Monaten kam Herr Laegner auf mich zu und fragte, ob ich mir vorstellen könnte, eine Ausbildung in seinem Betrieb zu machen. Mir wurde klar, dass ich nun etwas geschafft hatte, das ich nur meinem unerbittlichen Willen zu verdanken hatte: Immer und immer wieder das Beste geben und alles für einen Traum zu erreichen. So fing ich im Herbst 2010 meine Ausbildung zum Kaufmann für Sport und Fitness an. Als Ausbildungsinstitut stand mir das IST in Düsseldorf zur Seite.

Fazit: Ich habe innerhalb von zweieinhalb Jahren mein Leben umgekrempelt, weiß nun, was ich will und wohin ich will. Mit dem Wissen, dass man alles erreichen kann, berate ich unsere Mitglieder. Ich kann davon erzählen, dass es manchmal auch sehr schwer ist, sein Ziel zu erreichen, aber mit den richtigen Menschen und Zielen schafft man alles.

KÖRPERTYPEN

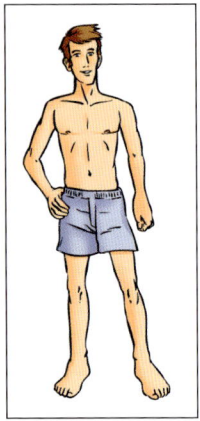

Die exakte Bestimmung deines Körpertyps

Eine Schlussfolgerung über den Körpertyp einer Person ist nicht aufgrund ihres momentanen äußeren Erscheinungsbildes möglich. So wird z. B. das Erscheinungsbild nach jahrelangem Training kein zuverlässiger Indikator mehr sein. Die Art und Weise, wie du auf Nahrung und Training reagierst, gibt mehr Rückschlüsse auf den Körpertyp. Auch die Reaktion des Körpers auf einen längeren Trainingsstopp ist ein guter Indikator. Kannst du die Muskelmasse halten? Nimmst du nicht an Körperfett zu? Kannst du beide Fragen mit einem „Ja" beantworten, gehörst du zu dem Kreis der genetisch Begnadeten. Nimmst du z. B. nach einem Trainingsstopp an Körperfett zu, so besitzt du eine höhere endomorphe Komponente.

Vorsicht vor Verallgemeinerungen

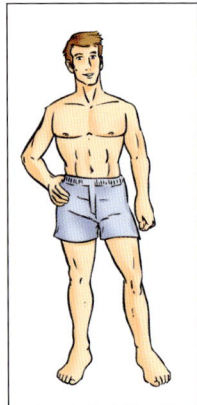

Die größte Wahrheit, die du über Ernährung und Training lernen kannst, ist folgende: Es gibt nicht den einen Weg für alle. Solltest du ein Ernährungs- oder Trainingsbuch lesen, dann sei dir stets bewusst, dass die dort beschriebene Methode nur ein Weg und nicht der Weg ist. Es gibt eine große Bandbreite verschiedener Körpertypen, betrachte Verallgemeinerungen also mit Vorsicht. Sei in Bezug auf Ernährung und Training sehr skeptisch gegenüber Wörtern wie „nie" oder „immer". Gerade in der Bodybuilding-, Fitness- und Diätwelt kursieren Behauptungen von Personen mit dem hartnäckigen Glauben an eine bestimmte Ernährungs- und Trainingsform, die versucht sind, alle anderen Methoden anzuzweifeln und anzufechten.

Ein Beispiel für eine der üblichsten Verallgemeinerungen ist die Äußerung, dass Kohlenhydrate dick machten. Dies schürt bei Personen aller Körpertypen eine Art Angst vor Kohlenhydraten. Jemand, der alle Personen in eine Kategorie einordnet und verallgemeinert, ist sich der Bedeutung der Stoffwechselindividualitäten nicht bewusst. Die sogenannte „Null Gramm Kohlenhydrate"-Gurus haben in der Geschichte der Ernährungsindustrie mit diesen Äußerungen für mehr Verwirrung gesorgt als zur gesunden Ernährung beizutragen. Eine eiweißreiche und sehr kohlenhydratarme Ernährungsweise ist hervorragend für kohlenhydratsensible, extrem endomorphe Körpertypen geeignet, während sie bei anderen Körpertypen aber Muskelverlust und ein Absinken des Energielevels zur Folge hätte.

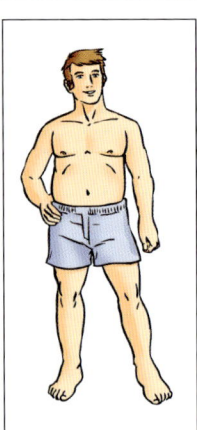

Gleiches gilt auch für das Training. Ein allgemein anwendbares Trainingsprogramm für jeden Körpertyp existiert nicht. Einige benötigen z. B. tägliches aerobes Training, andere hingegen das Gegenteil. Einige reagieren gut auf Volumentraining, während andere damit ins Übertraining geraten würden. Dies verdeutlicht, wie unterschiedlich die Körpertypen auch in Bezug auf Training reagieren. Du solltest hier in Begriffen wie Einzigartigkeit und Individualität denken, statt zu versuchen, irgendwelche Programme zu kopieren. Mit anderen Worten: Pass deine Ernährung und dein Training individuell an deinen Körpertyp an.

Einige wenige Verallgemeinerungen im Zusammenhang mit der körperlichen Entwicklung haben jedoch ihre Gültigkeit: So existieren mehrere Grundlagen und Gesetze, die auf jeden anwendbar sind. Solltest du jedoch erst einmal die Grundlagen für einen gesunden Ernährungsplan gelegt haben, müssen auch Anpassungen der Bemühungen und der Ziele auf den Körpertyp folgen. Diese Anpassungen können den Unterschied zwischen großartigem Erfolg und frustrierendem Misserfolg ausmachen.

Übernimm zu 100 Prozent die Verantwortung für deine Resultate

Die Genetik spielt eine große Rolle, der Zustand deines Körpers liegt jedoch in deiner Verantwortung. Die Genetik ist nur ein Einfluss unter vielen. Vererbung ist vielleicht ein Faktor, der die Geschwindigkeit deiner Fortschritte bestimmen mag, aber die meisten Faktoren, die deine Körperzusammensetzung beeinflussen, liegen in deiner Hand.

Faktoren, die du kontrollieren kannst:

- Wie viel du isst
- Was du isst
- Welche Art von Training du ausführst
- Wie oft du trainierst
- Wie lange du trainierst
- Wie intensiv du trainierst
- Deine Lebensweise
- Deine mentale Einstellungen gegenüber deiner Situation

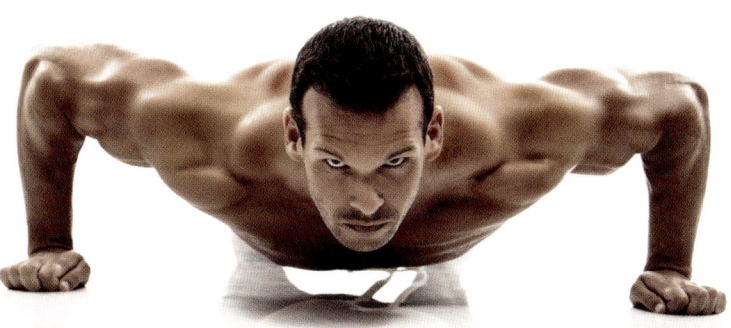

KÖRPERTYPEN

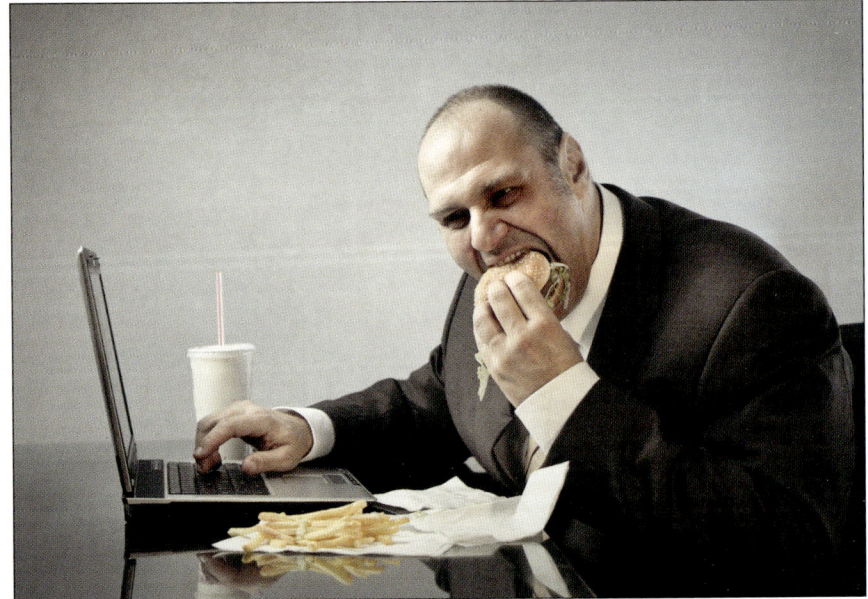

Motivation schlägt reines Talent

Versteck dich nicht hinter deinen Genen. Geh nicht in eine Verteidigungshaltung, weil du dich angegriffen fühlst. Du schuldest niemandem Rechenschaft, außer dir selbst! Ändere etwas und nutze dein Potenzial!

Der erste Schritt zu einer Veränderung ist die Akzeptanz der eigenen Verantwortung. Du allein hast die Kontrolle! Positives Denken und Handeln erschaffen positive Umstände. Negatives Denken und Inaktivität erschaffen negative Umstände. Mit anderen Worten: Du bist dafür verantwortlich, wer du bist und was du bist. Keine Ausreden, keine Entschuldigungen! Du allein hast es in der Hand.

Solltest du nicht mit einem effektiven Stoffwechsel gesegnet sein, hast du zwei Möglichkeiten, mit der Situation umzugehen:

1. Du bleibst passiv, beschwerst dich über die Ungerechtigkeit der Welt und alle Umstände werden die Gleichen bleiben.

2. Du wirst aktiv, machst das Bestmögliche aus deinen Anlagen und erzielst positive Resultate. Deine sogenannten „genetischen Grenzen" werden dich dazu veranlassen, mehr über Training, Ernährung und eine gesündere Lebenseinstellung zu erlernen sowie eine stärkere Arbeitsethik und Zielstrebigkeit zu entwickeln. Je härter die zu leistende Arbeit, umso mehr wird dein innerer Wille wachsen. Je schwieriger die Herausforderungen, desto größer der Sieg!

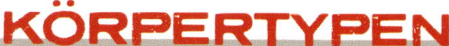

Deinen eigenen Körpertyp zu verstehen und den Umgang mit ihm zu erlernen bedeutet nicht aufzugeben. Bleib in deinen Zielen realistisch und lass dich nicht entmutigen, wenn du nicht die Gene eines Herkules besitzst – auch Olympioniken müssen hart arbeiten.

Gib nicht auf! Leide und schwitze jetzt und lebe den Rest deines Lebens als Champion!
– Mohammed Ali –

Fazit

Versuch nicht, die Leistungen anderer zu übertreffen. Verbesser dich stattdessen selbst und entwickele dich beständig weiter. Anstatt sich auf Vergleiche zu fixieren, legst du deinen Fokus auf deine Fortschritte und Erfolge. Wenn du das Beste aus deinen Anlagen machst, wirst du dich jeden Tag mit Stolz und dem Selbstwertgefühl eines Gewinners im Spiegel betrachten können.

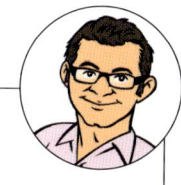

Mein Angebot an dich:
Ordne dich dem Körpertypen zu, der am ehesten auf dich zutrifft. Probiere meine Trainings- und Ernährungsvorschläge aus und beobachte genau deinen Körper.

Du magst enttäuscht werden, wenn du versagst, aber du bist verloren, wenn du es nicht probierst.

KÖRPERTYPEN

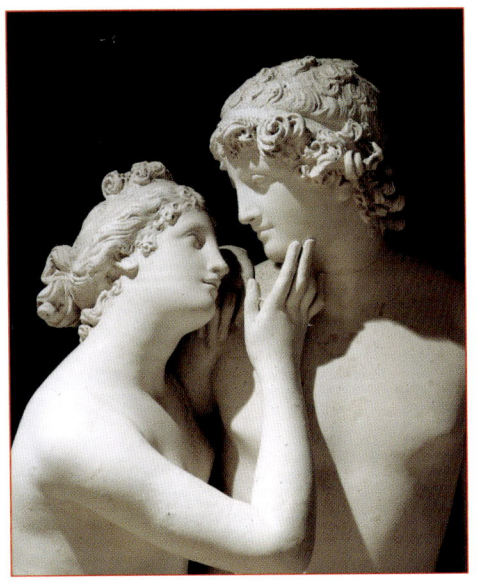

Bist du ein Adonis?

Was schön oder sexy an einem Männerkörper ist, das liegt immer im Auge des Betrachters. Mit den Bodyformingprinzipien hast du die Möglichkeit, deinen Körper entsprechend zu formen. Du kannst z. B. bestimmte Körperteile verstärkt trainieren, um das so genannte „X-FRAME" zu erreichen. Dazu brauchst du breite Schultern, eine schmale Taille und ausgeprägte Waden. Wer seinen Körper so ästhetisch wie nur möglich formen möchte, für den haben wir Zahlen bzw. Vorgaben. Diese Maße haben nichts mit Schwergewichtsbodybuilding zu tun, sondern entsprechen eher den Leitlinien der neuen Ära der Physique Generation von Mario Klintworth.

Wir haben die idealen Proportionen für den Adonis-Typen und für den klassischen Bodybuilder herausgesucht.

Der Adonis

Adonis gilt als Sinnbild der Schönheit, mit idealen Proportionen, in der Kunst spricht man auch vom goldenen Schnitt. Als Referenzwert für die „griechischen Proportionen" nimmt man den Handgelenksumfang. Für eine einfache Berechnung finden sich im Internet einige Online-Rechner, die jedoch zu leicht unterschiedlichen Ergebnissen kommen können.

Im Folgenden findest du beispielhaft die idealen Maße für einen Handgelenksumfang von 16–20 cm, die als Anhaltswert dienen sollen. Miss einfach einmal nach und finde deine Stärken und Schwächen, auf die du dein Training abstimmen kannst.

Bodybuidling ist eine Kunst. Dein Körper ist die Leinwand, die Gewichte sind dein Pinsel und die Ernährung ist die Farbe. Wir alle haben die Möglichkeit, unser Selbstportrait in ein Meisterwerk zu verwandeln.

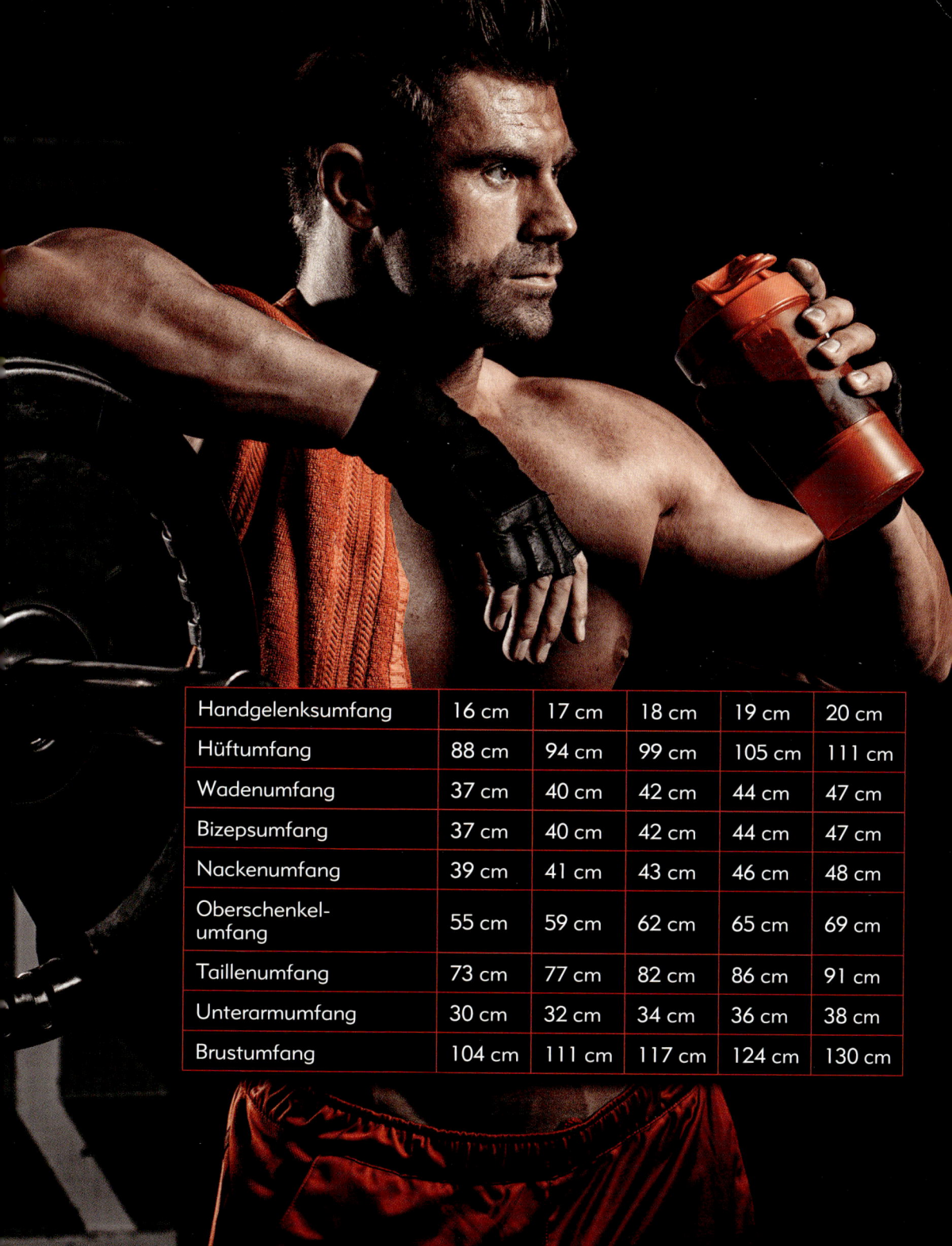

Handgelenksumfang	16 cm	17 cm	18 cm	19 cm	20 cm
Hüftumfang	88 cm	94 cm	99 cm	105 cm	111 cm
Wadenumfang	37 cm	40 cm	42 cm	44 cm	47 cm
Bizepsumfang	37 cm	40 cm	42 cm	44 cm	47 cm
Nackenumfang	39 cm	41 cm	43 cm	46 cm	48 cm
Oberschenkel-umfang	55 cm	59 cm	62 cm	65 cm	69 cm
Taillenumfang	73 cm	77 cm	82 cm	86 cm	91 cm
Unterarmumfang	30 cm	32 cm	34 cm	36 cm	38 cm
Brustumfang	104 cm	111 cm	117 cm	124 cm	130 cm

MESSEN

Classic Physique

Wer etwas mehr Muskeln mag, für den haben wir die Classic-Physique-Proportionen nach Maßgaben von Steve Reeves aus seinem gleichnamigen Buch aufgeführt:

Muskel-zu-Knochen-Verhältnisse:

Armumfang	252 %	des Umfangs des Handgelenks
Wadenumfang	192 %	des Umfangs des Fußgelenks
Halsumfang	79 %	des Umfangs des Kopfes
Brustumfang	148 %	des Umfangs des Beckens
Taillenumfang	86 %	des Umfangs des Beckens
Oberschenkelumfang	175 %	des Umfangs des Knies

Wie viel Muskelmasse kann auf natürlichem Weg aufgebaut werden?

Auch zu dieser Frage gibt es Berechnungsmodelle.
Du brauchest dazu deine fettfreie Masse (FFM).
Berechnung: Körpergewicht in kg minus Körperfett in kg.

Beispiel: Du bist 1,85 m groß und wiegst 80 kg und bei 20 % Körperfett.

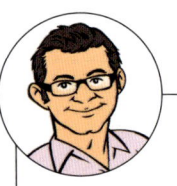

Berechnung: 80 kg minus 16 kg Körperfett = 64 kg FFM
Jetzt berechne deinen Fettfreien Masse Index (FFMI)
nach folgender Formel:

$\text{FFMI} = \text{FFM} / (G \times G) + 6{,}3 \times (1{,}8 - G)$
$G = \text{Körpergröße in m}$
$\text{FFMI} = 64 / (1{,}85 \times 1{,}85) + 6{,}3 \times (1{,}8 - 1{,}85)$
$\text{FFMI} = 18{,}38$

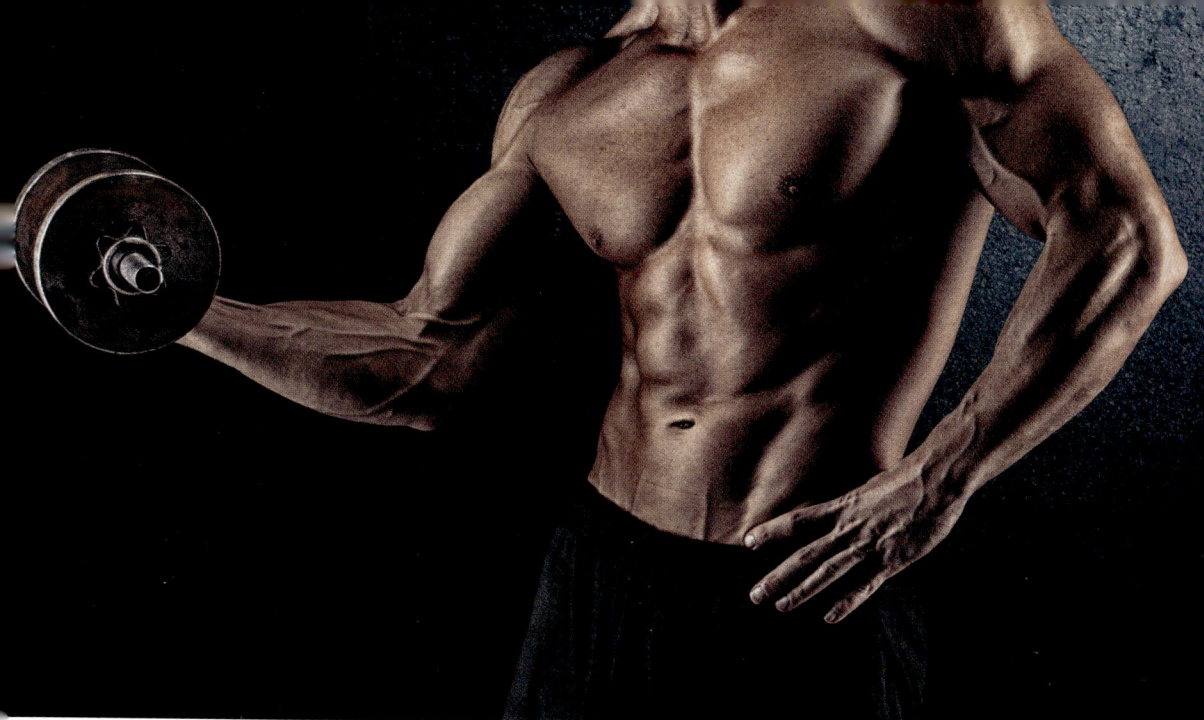

Was bedeutet das?

FFMI Einteilung	
Männer	**Beurteilung**
18	wenig Muskulatur
20	normale Muskulatur
22	sehr muskulös
25	oberstes Limit ohne Steroide
26	Nur erreichbar mit Steroiden oder extrem geringem Körperfettanteil

In diesem Fall ist also noch viel Potenzial für die weitere Entwicklung vorhanden.
Zu kompliziert? Kein Problem! Schick mir eine E-Mail: andreas.scholz@figurmacher.de
Quelle: http://www.ncbi.nlm.nih.gov/pubmed/7496846?dopt=Abstract

Erst Messen, dann starten:

Schreib bitte noch vor Beginn des Trainings in der ersten Spalte der folgenden Tabelle deine Maße auf, damit du deinen Erfolg dokumentieren kannst.

Name:		
Geboren am:		
Körpergröße:		

Messung / Parameter	Startdatum:	
Gewicht	kg	
Brustumfang	cm	
Taillenumfang	cm	
Hüftumfang	cm	
Oberschenkelumfang	cm	
Oberarmumfang	cm	
Körperfettanteil (Bestimmung, z. B. mithilfe einer Körperfettwaage oder eines Calipers)	%	
Fett-Caliper-Messung (Nur bei Verwendung eines Calipers)		
Brust		
Bauch		
Oberschenkel		
Körperfettanteil	%	
FFB = Fettfreie Masse (Berechnung: Körpergewicht in kg minus Körperfett in kg)		
Konfektionsgröße (Jeanshose)		
Datum, Unterschrift		

	Vier Wochen später	Acht Wochen später	Zwölf Wochen später
	kg	kg	kg
	cm	cm	cm
	cm	cm	cm
	cm	cm	cm
	cm	cm	cm
	cm	cm	cm
	%	%	%
	%	%	%

Der Fett-Caliper:

Eine einfache und kostengünstige Alternative zur Messung des Körperfettanteils ist die Caliper-Methode – auch Fettmesszange genannt. Keine Angst, du brauchst keine technisch aufwendigen Geräte für die Ermittlung deiner Daten. Wir zeigen dir, wie es einfach und unkompliziert geht. Ein einfacher Caliper kostet 19,90 €.

Jetzt mehr Schweiß, später weniger Schwabbel.

Ein Fett-Caliper ist eine meist aus Kunststoff angefertigte Zange, die über eine Maßeinteilung in Millimeter verfügt und die Hautfaltendicke am Körper misst. Mit bestimmten Messregionen am Körper und einer speziellen Formel lassen sich mittels dieser gemessenen Werte die Hautfaltendicke und der Gesamtkörperfettanteil bestimmen.

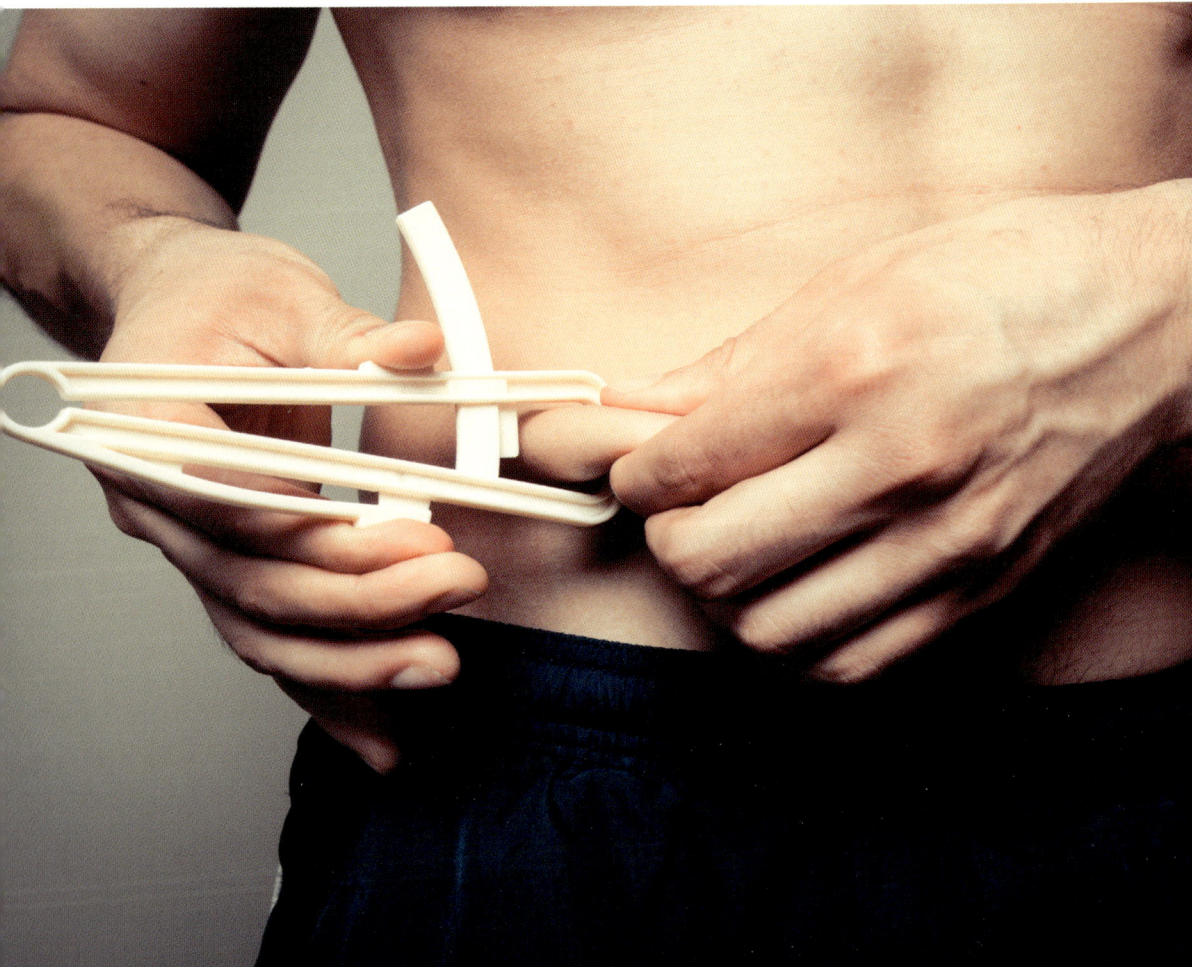

Fett-Caliper-Messung für die Ermittlung des Körperfettanteils

Die 3-Falten-Methode bietet einen sehr zuverlässigen Wert, der in kurzer Zeit und alleine ermittelt werden kann. Man spreizt dazu Zeigefinger und Daumen im Abstand von etwa 5 cm, legt die Finger auf den Messpunkt der Haut und drückt Zeigefinger und Daumen zusammen. So erhält man eine kleine Hautfalte. Nun muss nur noch die Dicke dieser Falte mithilfe des-Fett Calipers gemessen und der Wert in einen Onlinerechner eingetragen werden. Oder frag in deinem Studio nach der sogenannten INBODY-Messung.

Die Messpunkte

Die genauen Messpunkte findest du auf dieser Abbildung.
Wichtig: Um Messfehler zu vermeiden, sollten immer 3–5 Faltenmessungen ausgeführt und daraus der Mittelwert errechnet werden.

1. Messpunkt Brust:
Zwischen Brustwarze und Achsel, dem Verlauf der Muskelfasern folgend

2. Messpunkt Bauch:
Eine senkrechte Hautfalte, 2–3 cm neben dem Bauchnabel

3. Messpunkt Oberschenkel:
Eine senkrechte Hautfalte in der Mitte des Oberschenkels zwischen Kniescheibe und Hüfte

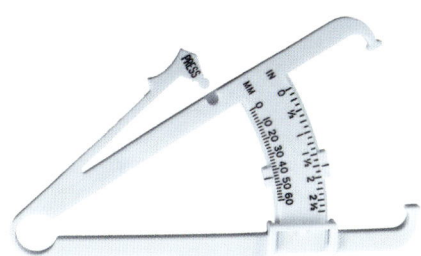

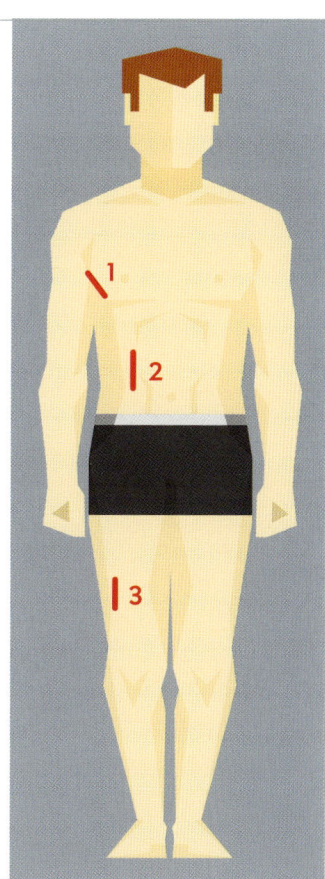

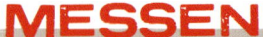

MESSEN

Die Referenzwerte

		Körperfettanteil bei Männern in %			
Alter	Körperwasser	sehr gut	optimal	befriedigend	zu hoch
20–24		10,8	14,9	19,0	23,3
25–29		12,8	16,5	20,3	24,3
30–34		14,5	18,0	21,5	25,2
35–39	60% bis 65%	16,1	19,3	22,6	26,1
40–44		17,5	20,5	23,6	26,9
45–49		18,6	21,5	24,5	27,6
50–54		19,5	22,3	25,2	28,3
55–59		20,0	22,9	25,9	28,9
über 60		20,3	23,4	26,4	29,5

Miss auch deinen Taillenumfang

Taillenumfang
- über 94 cm = leicht erhöht
- über 102 cm = stark erhöht

Ein wichtiges Kriterium zur Vorbeugung von Krankheiten ist auch die sogenannte Waist-to-Hip-Ratio, also das Verhältnis des Taillenumfangs zum Hüftumfang.

Verhältnis Taille/Hüfte
- unter 0,90

Berechnung: Gemessener Taillenumfang geteilt durch den gemessenen Hüftumfang.

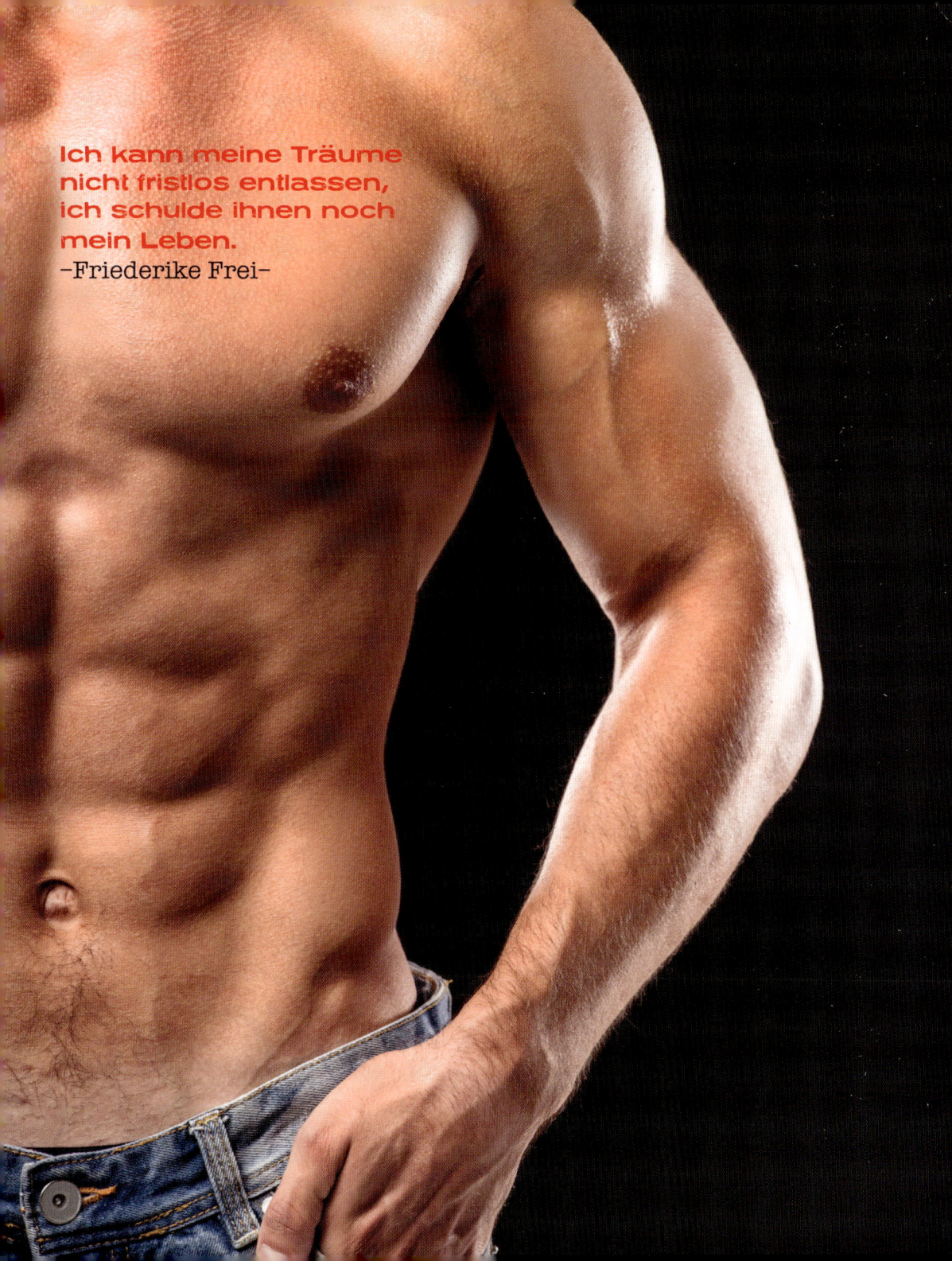

Ich kann meine Träume
nicht fristlos entlassen,
ich schulde ihnen noch
mein Leben.
–Friederike Frei–

MEINE HELDEN

Route to Mr. Universum

Im Juli 2015 rief mich mein alter Freund Markus Schierloh an. Er teilte mir mit, dass er nach 14 Jahren Wettkampfpause wieder auf die Bühne wollte. Ich sollte sein Trainer werden, weil er sagte, er könnte sich auf mich verlassen. Das war eine große Ehre für mich und wir fingen an. Wir kennen uns seit über 20 Jahren und haben schon einige Kniebeugen-Trainings hinter uns. Heute würde das SQUAT-Battle heißen …

Markus trainiert seit 23 Jahren und ist jetzt (2015) 38 Jahre jung. Ich kenne ein Foto von ihm, das sonst bisher keiner sehen durfte und das ihn im Alter von 14 Jahren zeigt. Er war damals schon groß, aber umgangssprachlich eher ein sogenannter „Lauch". Vielleicht 70 kg bei 1,89 m. Heute wiegt er außerhalb des Wettkampfes zwischen 120 und 140 kg. Wettkampfgewicht betrug beim Gewinn des Titels Mr. Universum 2015 ca. 118 kg.

Jetzt habe ich es schon verraten: Ja, es hat geklappt. 23 Jahre Training und dann 18 Wochen Vorbereitung und er wurde:

- Norddeutscher Meister und Gesamtsieger 2015
- Deutscher Meister und Gesamtsieger 2015
- Mr. Universum 2015

> Ich möchte Menschen inspirieren! Ich möchte, dass mir die Menschen sagen: Du bist der Grund, warum ich nicht aufgegeben habe.

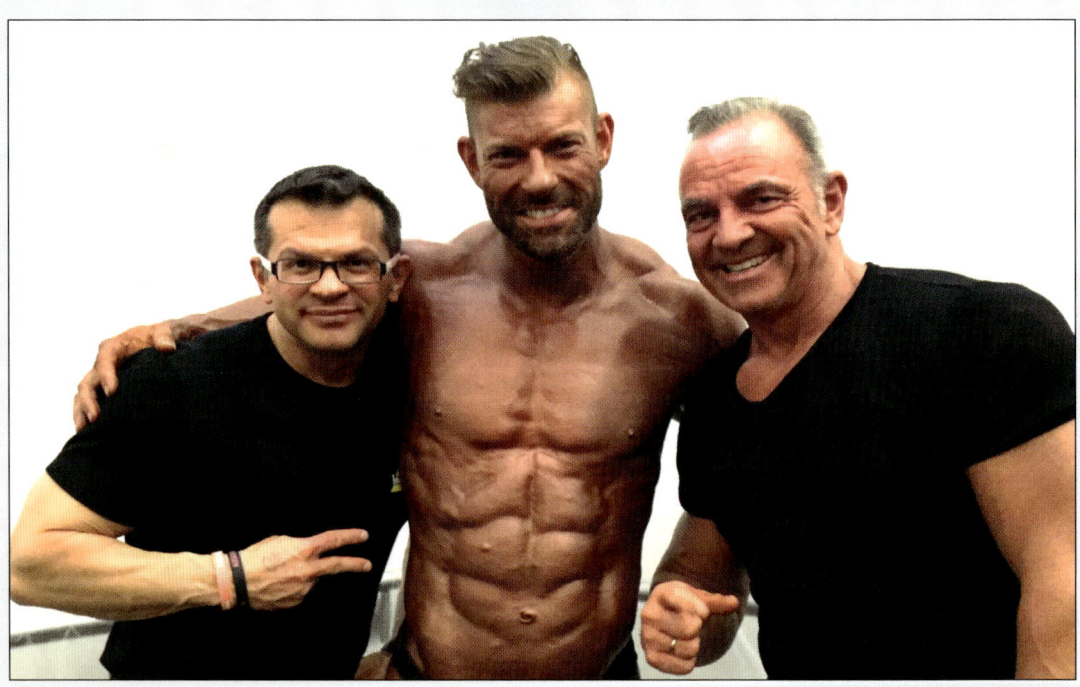

Erfolg hast du nur durch andere Menschen

Ich bezeichne mich im Projekt „Route to Mr. Universum" als Headcoach. Das bedeutet, dass ich alles koordiniert, aber auch andere Trainer um Rat und Unterstützung gebeten habe. Für das Aufwärmen, das Posing und die Farbe habe ich z. B. meinen alten Freund Hans Peter Fassbender (57) verpflichtet, der selbst schon viermal Deutscher Meister war. Mit dem Einschmieren habe ich es nicht so und außerdem brauchten wir Tipps, worauf die Jury achtet. Mein Part war eher das Training und die Ernährung. Markus' Brust war in den letzten Jahren eher eine Schwäche. Dafür waren die Schultern riesig. Also habe ich ihm Bankdrücken „verboten" und mehr Fliegende „erlaubt". Und es hat geklappt. Die Diät lief anfangs ganz gut, stockte aber bzw. es passierte nicht genug. Ich wusste, dass wir die Kohlenhydrate drastisch reduzieren mussten. Anfangs dachte ich, mein Plan „Rising Carbs" ginge auf. Also sind wir zu Marcus Ringe in die Nutrition Lounge Hamburg gefahren, ich wollte eine zweite Meinung. Marcus hat Markus die Carbs aber brutal reduziert. Das war richtig und ich war froh, dass ich nicht „der Böse" war. Die letzten Wochen waren für Markus nicht leicht. Aber: Qualität kommt von QUÄLEN!
Der erste Wettkampf stand an, die Norddeutsche Meisterschaft am Samstag, dem 7.11.2015 in Bad Fallingbostel. Ich war an diesem Wochenende für drei Tage als Dozent am IST in Düsseldorf. Die Entfernung betrug ca. 340 km. Also konnte ich leider nicht dabei sein. Ich war nervös und unruhig, schließlich war ich Markus' Coach und ich konnte nicht dabei sein?
Also habe ich meine Seminarteilnehmer gefragt, ob wir nicht Freitag länger machen, am Samstag früher anfangen und nur eine kurze Pause machen könnten, damit ich eher los käme. Die Gruppe hatte Verständnis und so kam ich früher weg als ursprünglich gedacht. Dann folgte jedoch ein Stau auf den anderen. Die Veranstaltung sollte um 15 Uhr anfangen.
Losgefahren bin ich erst um 15.30 Uhr. Markus startete in der letzten Klasse, war also erst gegen 18.30 Uhr dran. Um 18:35 Uhr kam ich an. Dann war 500 m vor dem Ziel die Straße gesperrt. Ich also raus aus dem Auto und zu Fuß weiter. Um 18.40 Uhr war ich in der Halle! Glücklicherweise dauerte es doch etwas länger, bis Markus an der Reihe war wurde es kurz vor 19 Uhr. Ich habe also schnell Markus hinter der Bühne gesucht. Er war völlig energielos, hatte nicht mal die Energie zum Aufpumpen. Ihr hättet unsere Augen sehen sollen, als wir uns trafen: Bähm! Los Markus, raus auf die Bühne! Hol dir den Pott! Das Ergebnis: Klassensieg und Gesamtsieg. Anschließend bin ich wieder zurück nach Düsseldorf gefahren. Ich war etwa 45 Minuten bei der Veranstaltung, habe gesehen wie Markus gewonnen hat und bin dann wieder ins Auto gesprungen. Zurück bin ich ganz langsam gefahren. Mit Pausen und Staus war ich um 1 Uhr morgens wieder in Düsseldorf. Verrückt? Nein! So macht man das, wenn man sein Versprechen gegeben hat, alles zu tun. Ich weiß auch schon, wann Markus sich revanchieren kann. Bei meinem großen Auftritt auf der Bühne. Allerdings als Redner. Mein Vortrag heißt: „Dicke Muskeln, kleines Hirn – Was wir von Bodybuildern lernen können".

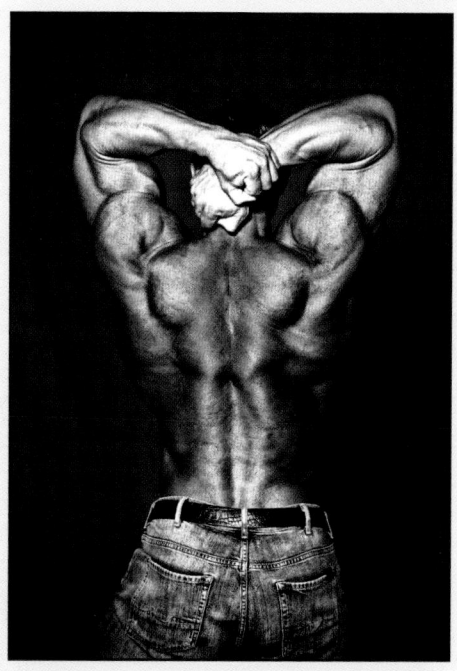

MENTALE MUSKELN

Dicke Muskeln, kleines Hirn — was wir von Bodybuildern lernen können

Die Begriffe Bodybuilding und Muskeln sind in Deutschland nicht gerade positiv besetzt. Fitness und Faszien werden schon eher als positiv und wünschenswert bezeichnet. Die Wurzeln der Fitnessbewegung liegen aber im Bodybuilding. Ohne Bodybuilding würde es keine Fitnessbewegung geben. Jahrelang sind Bodybuilder belächelt oder als minderintelligent bezeichnet worden. Dabei wissen die Bodybuilder schon seit über 50 Jahren, dass zu viele Kohlenhydrate krank und dick machen und dass Eiweiß, besonders vor dem Schlafengehen, den Fettabbau und gleichzeitig die Hautstraffung anregt. Heute ist dieses Wissen als „Schlank im Schlaf" allgemein bekannt – und die Allgemeinheit dachte tatsächlich, diese Erkenntnis sei neu. In letzter Zeit häufen sich die Berichte, dass Muskeltraining sogenannte Myokine (Botenstoffe für Glück und Gesundheit) freisetzen. Auch diese Erkenntnis ist für Bodybuilder nicht neu, wohl aber für die Wissenschaftler und Sportmediziner, die jahrelang Kohlenhydrate und Ausdauertraining empfohlen haben.

Um es kurz zu machen: Zu viele Kohlenhydrate machen dick und verursachen Diabetes. Ausdauertraining baut keine Muskeln auf, sondern eher ab. Mehr Eiweiß baut gesunde Körpermasse auf und führt nicht zu Nierenschäden – die kommen durch den aggressiven Zucker. Muskeln verbrennen immer Kalorien und ziehen die Kohlenhydrate aus dem Blut in den Muskel, damit kein Diabetes entsteht.

Ich könnte ganze Fachbücher über die Vorteile von Muskeltraining und körpertypengerechter Ernährung schreiben, heute will ich dir aber erzählen, was ich von Bodybuildern gelernt habe.

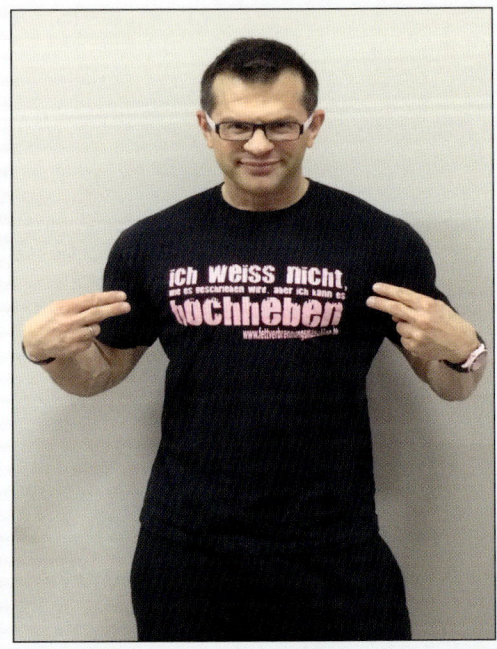

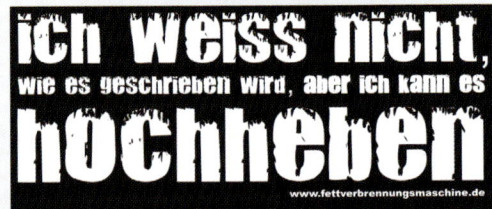

ich weiss nicht, wie es geschrieben wird, aber ich kann es hochheben

www.fettverbrennungsmaschine.de

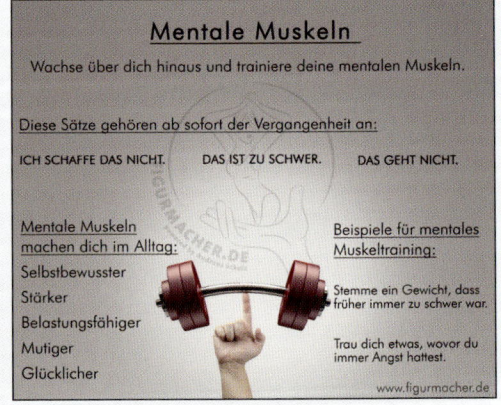

Mentale Muskeln

Wachse über dich hinaus und trainiere deine mentalen Muskeln.

Diese Sätze gehören ab sofort der Vergangenheit an:

ICH SCHAFFE DAS NICHT.　　DAS IST ZU SCHWER.　　DAS GEHT NICHT.

Mentale Muskeln machen dich im Alltag:

Selbstbewusster
Stärker
Belastungsfähiger
Mutiger
Glücklicher

Beispiele für mentales Muskeltraining:

Stemme ein Gewicht, dass früher immer zu schwer war.

Trau dich etwas, wovor du immer Angst hattest.

www.figurmacher.de

Mein wichtigster Erfolg
durch Bodybuilding
war der Aufbau mentaler Muskeln.

Als Kind war ich ein sogenannter TOFI (Thin outside – Fat inside). Ich hatte kaum Muskeln und Sport war nicht meine Welt. Ich war dünn und hatte ein kleines Bäuchlein. Die Bundesjugendspiele waren grausam für mich. Alle bekamen eine Medaille, nur ich habe die „Siegerurkunde" bekommen. Bei einer Schuluntersuchung in der 9. Klasse wurde festgestellt, dass ich muskulär total verkümmert war und meine Wirbelsäule schon Schaden genommen hatte. Der Orthopäde sagte mir, ich solle nur einen leichten körperlichen Beruf ausüben. Ich solle nie in meinem beruflichen Leben etwas Schweres hochheben müssen. Meine Noten waren auch schlecht, in Deutsch und Bio hatte ich eine fünf und ich bin dann auch sitzen geblieben. Bei der Krankengymnastik wurden mir auch leichte Hantelübungen gezeigt. Unser Nachbar hatte einen „Athletikclub", wo ich diese Übungen auch machen konnte. Dort wurden mir auch weitere Übungen gezeigt und es machte mir Spaß. Genau das Richtige für einen talentfreien jungen Burschen wie mich. Also machte ich mir ein T-Shirt mit folgender Aufschrift drauf:

Ich weiß nicht, wie es geschrieben wird,
aber ich kann es hochheben.

Ich lernte also, dass man durch Ehrgeiz, Fleiß und Disziplin Dinge schaffen kann, die andere für unmöglich hielten. Meine Zensuren verbesserten sich und in Bio bekam ich sogar zwei Jahre lang eine zwei auf dem Zeugnis. Ich hatte riesigen Wissensdurst, ich wollte alles über den Körper wissen.
Beruflich habe ich dann den Beruf des Verwaltungsbeamten eingeschlagen. Passte irgendwie zum Sitzenbleiben … Doch der Job war nicht das Richtige für mich. Er war sicher, aber langweilig. Ich hätte sogar Beamter auf Lebenszeit werden können. Ich hatte die Zugangsprüfung schon bestanden.
Während dieser Zeit hatte ich den Traum, deutscher Meister im Bodybuilding zu werden. Ich wurde zwar letzter, aber nach langem Überlegen stellte ich zwei Dinge fest: Jeder Mensch hat auf dieser Erde nur eine Aufgabe und eine Verantwortung. Die Aufgabe lautet, glücklich zu werden. Ich war nicht glücklich. Also habe ich den sicheren Job geschmissen, in der Abendschule das Abitur nachgeholt und dann Ökotrophologie studiert. Den Mut, die Zuversicht und die Kraft habe ich aus dem Training gezogen. Die Verantwortung hast du für deinen Körper. Halte ihn gesund, damit du lange glücklich sein kannst.

MENTALE MUSKELN

Wie du dich gesund hältst, das weiß ich trotz Studium, trotz Schreiben mehrerer Bücher und tausender Artikel nicht. Ich kenne nur die entsprechenden Gesetze, die ich von den Bodybuildern gelernt habe. Es gibt drei Gesetze im Bodybuilding:

1. Gib dem Körper, woraus er besteht!

Ein schlanker Körper besteht aus	
60 %	Wasser
16 %	Protein
15 %	Fett (oder weniger)
7 %	Mineralstoffe
1,2 %	Kohlenhydrate

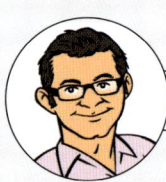

Tipp: Achte als erstes darauf, die essenziellen Nährstoffe 1–4 zu dir zu nehmen.

2. Das Gesetz der Thermodynamik

Isst du mehr als du verbrauchst, nimmst du zu. Isst du weniger, nimmst du ab.

3. Das Gesetz der Adaption

Das bedeutet, nur wenn ein Trainingsreiz stark genug ist und zur richtigen Zeit gesetzt wird, dann reagiert der Muskel. Dazu sind auch Nährstoffe notwendig, für die sogenannte anabole Reaktion. Die Funktionsweise kannst du gut mit der Entstehung von Sonnenbrand vergleichen:

Wenn du nur kurz in der Badehose in die Sonne gehst, wirst du nicht braun. Der Reiz war zu gering – wie bei einem zu leichten Training.

Wenn du für 45 Minuten in die Sonne gehst (je nach Hauttyp), wirst du braun werden. Der Reiz war intensiv genug für eine positive Reaktion.

Wenn du für drei Stunden ohne Sonnencreme in die Sonne gehst, wirst du verbrennen. Der Reiz war zu stark. Es wird Haut zerstört. Beim Training wäre das Übertraining.

Ist MEIN Training intensiv oder eher lasch?

Diese Frage kann man meist selbst nicht beantworten, denn meistens ist man selbst der Meinung, das eigene Training sei intensiv. Doch die Intensität ist messbar: Denn je höher die Wärmeabgabe, desto höher ist die geleistete Arbeit, ähnlich wie die Drehzahl beim Motor. Beim Menschen nennt sich das MET. Je höher der Wert, desto intensiver das Training.

1 MET = 1 kcal pro Stunde und pro kg Körpergewicht (kcal/h/kg)

Die Messung geht ganz einfach mit dem Sensewear®-Armband. Außerdem misst es:

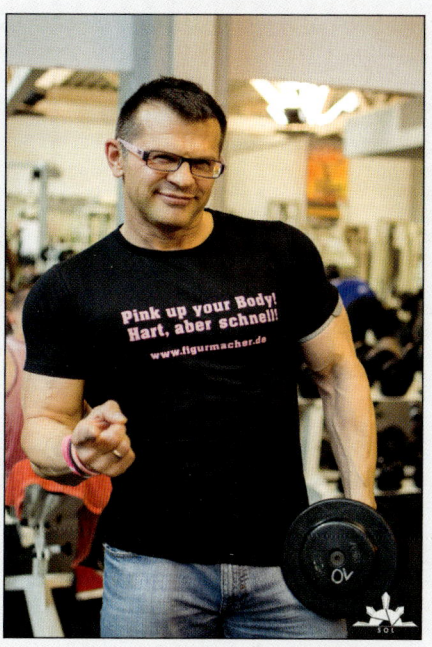

- den exakten Kalorienverbrauch über den ganzen Tag
- den Energieumsatz in Ruhe, Schlaf und unter Belastung
- die Anzahl der verbrannten Kalorien beim Training
- die Intensität des Trainings
- das Aktivitätsniveau
- die Dauer physischer Aktivität
- das Bewegungsverhalten
- die Liege- und Schlafdauer

Vergleichswerte:

Aktivitäten	METs
Autofahren	1,1
Fernsehen	1,0
Bürotätigkeit	1,2
Hausarbeit	2–4
Fahrrad fahren, langsam	4,0
Gehen (5–6 Km/h, eben)	4,1
Gartenarbeit	4,3
Skilanglauf	7–14
Marathonlauf (Amateur)	9,5
Hochleistungssportler	20

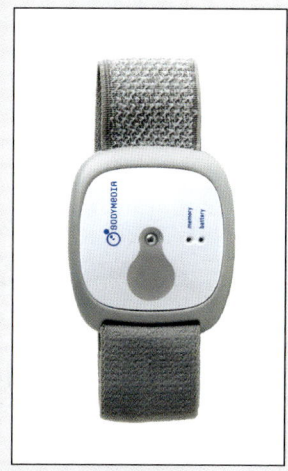

Beispiel aus der Praxis:

Lockeres Laufen

Schweres intensives Muskeltraining
mit Cardioeinlagen:

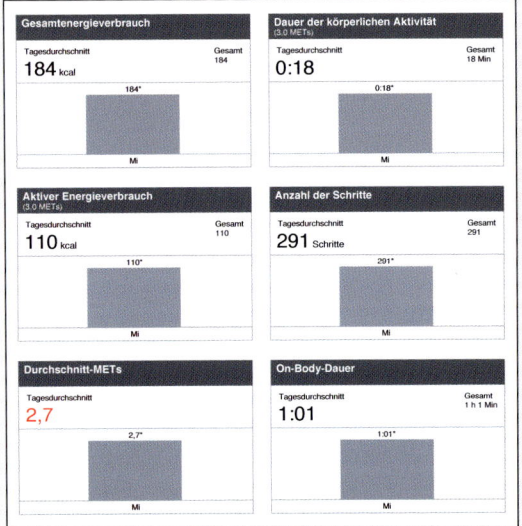

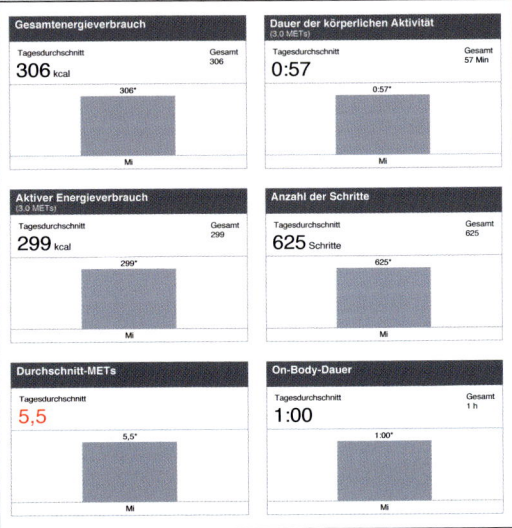

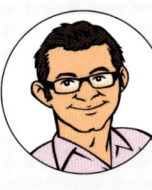

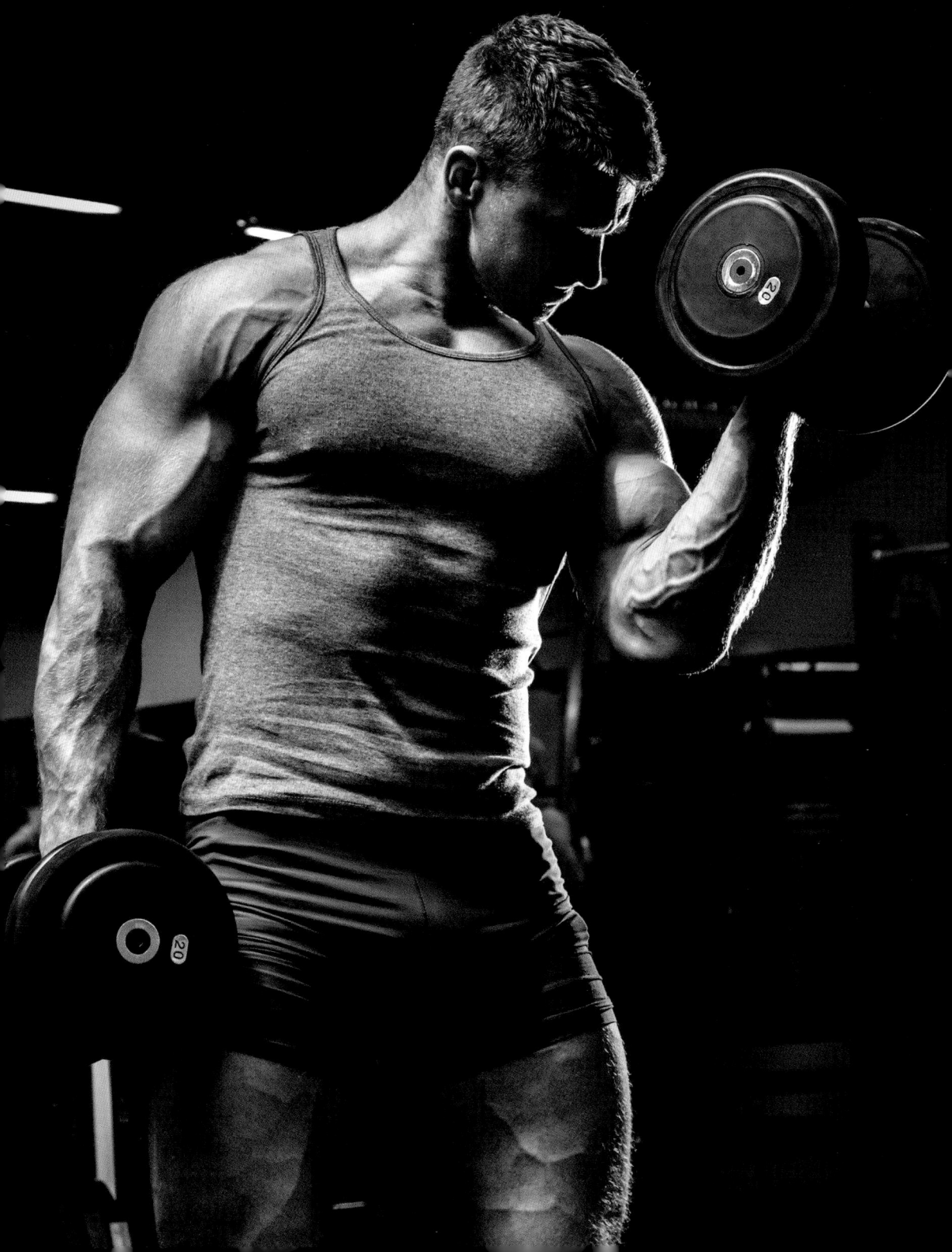

Körpertypenspezifisches Training

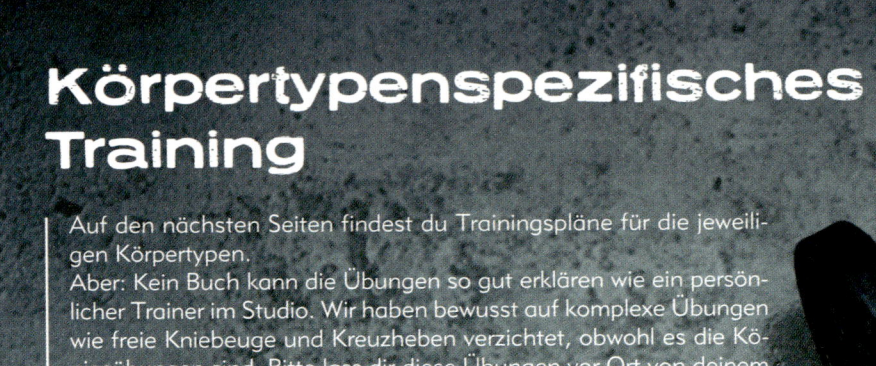

Auf den nächsten Seiten findest du Trainingspläne für die jeweiligen Körpertypen.
Aber: Kein Buch kann die Übungen so gut erklären wie ein persönlicher Trainer im Studio. Wir haben bewusst auf komplexe Übungen wie freie Kniebeuge und Kreuzheben verzichtet, obwohl es die Königsübungen sind. Bitte lass dir diese Übungen vor Ort von deinem Trainer zeigen oder frag einen erfahrenen Bodybuilder mit starken Muskeln, ob er dir bei der Ausführung helfen kann.
Dieser Trainingsteil soll dir eine gute Übersicht verschaffen.

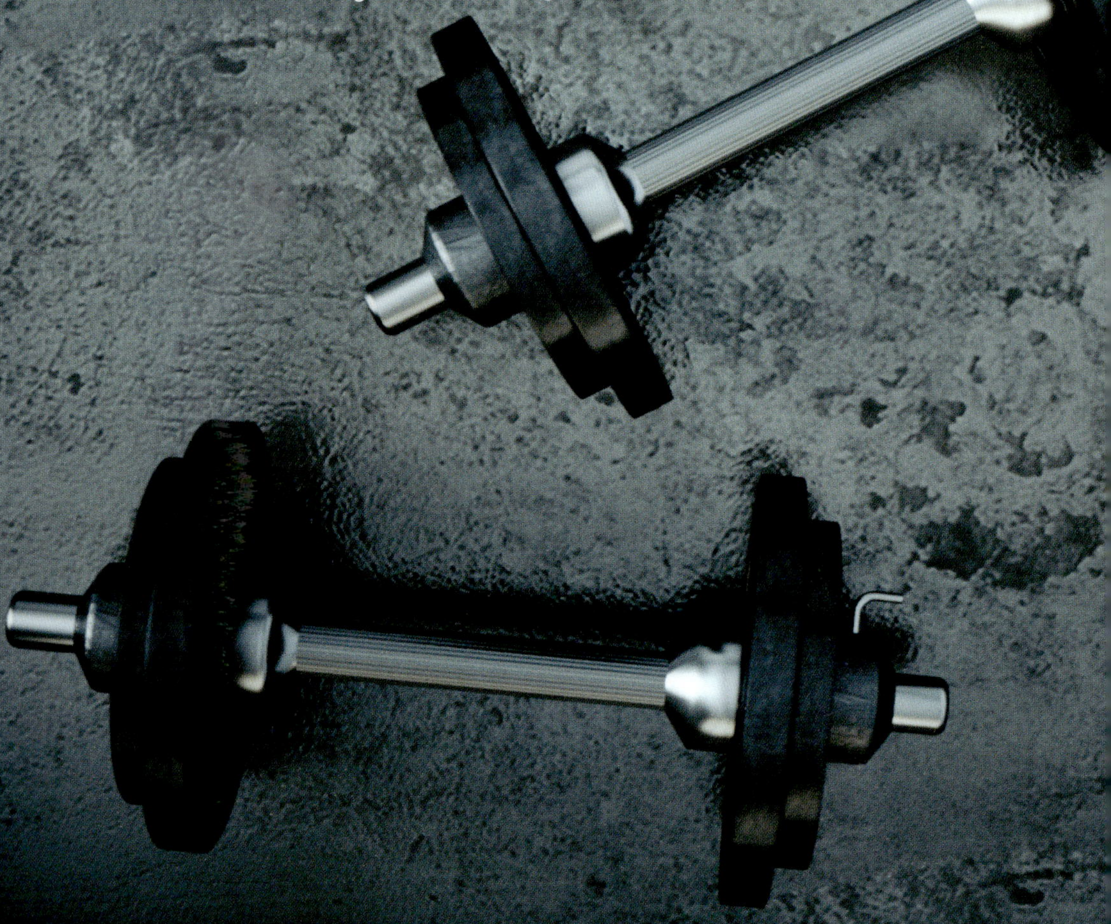

Anmerkung zum Cardiotraining/aeroben Training:

Diese Übungen haben wir diesmal nicht fotografiert. Als Richtlinie gilt:

- Für den schlanken Körpertyp genügt es, wenn er einmal pro Woche für 20 Minuten locker auf dem Ergometer trainiert.
- Der athletische Körpertyp sollte seine Ausdauereinheiten wie im Plan durchführen.
- Der kräftige Körpertyp sollte mindestens viermal pro Woche für je 20–30 Minuten mit hoher Intensität (auch Intervalltraining) auf dem Rudergerät trainieren.

Bauchtraining für das Six Pack:

Nur Bauchübungen alleine bilden kein Six Pack, auch wenn es im Werbefernsehen immer wieder so gezeigt wird. Es ist immer die Ernährung, die wichtiger ist. Merke: In einer Stunde kannst du mehr Kalorien essen als verbrennen! Für eine gute Körperhaltung solltest du daher zwischen den Sätzen einfach immer mal wieder einen Satz Crunches einfügen.

Die Bedienung der Muskelmaschine:

Die Begriffe **TUT** und **Kadenz** sind für das Training sehr wichtig.
Die Kadenz beschreibt die Dauer der jeweiligen Bewegung, die negative Phase (exzentrisch), die Kontraktion (isometrisch) und die positive Phase (konzentrisch). Beispiel Bankdrücken: das Herablassen des Gewichts bildet die negative Phase, das Hochdrücken die positive Phase und das Halten des Gewichts in der Anspannung ist die Kontraktionsphase. Ist als Kadenz der kryptisch anmutende Wert 3/1/1 angegeben, bedeutet dies eine Abwärtsbewegung von 3 Sekunden, ein Halten in der Anspannung von 1 Sekunde und eine Aufwärtsbewegung von 1 Sekunde Dauer.
Time Under Tension (TUT) sagt aus, wie lange sich der Muskel während des Satzes unter Spannung befindet.

Tipp: Nimm eine Stoppuhr mit zum Training, so trainierst du wirklich intensiv.

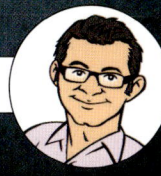

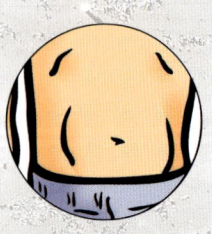

Training schlanker Körpertyp:
HIT (High Intensity Training)

Das Training wird auf 3 Trainingstage aufgeteilt, die wahlweise gelegt werden können! Jeden Tag wird eine andere Körperpartie trainiert.
Die Pausenlänge zwischen den Sätzen jeder Übung beträgt ca. 2–3 Minuten!

Dauer: Acht Wochen

Trainingstag 1 (z. B. Montag):
Brust, Schulter und Trizeps (HIT)

Brust

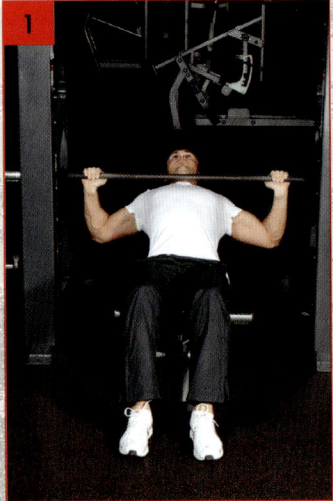

1) Schrägbankdrücken an der Multipresse	Kadenz (negativ, Kontraktion, positiv)	TUT	Gewicht
1. Satz 15 WH (zum Aufwärmen)	(1/0/1)	30 Sek.	
2. Satz 15 WH (zum Aufwärmen)	(1/0/1)	30 Sek.	
3. Satz 10 WH (schwer)	(3/1/1)	50 Sek.	
4. Satz 10 WH (schwer)	(3/1/1)	50 Sek.	

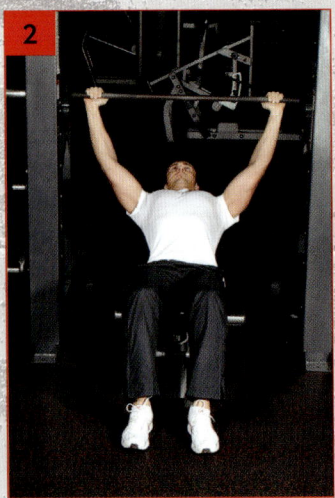

Trainingstipp: Beim Bankdrücken bitte immer die Schulterblätter nach hinten ziehen. Das geht ganz einfach: Bevor du startest, einfach deinen Körper nach oben ziehen (wie liegender Klimmzug) und langsam ablassen. Dann startest du mit der Druckbewegung.

2) Flachbankdrücken mit Kurzhanteln	Kadenz	TUT	Gewicht
1. Satz 15 WH (zum Aufwärmen)	(1/0/1)	30 Sek.	
2. Satz 8 WH (schwer)	(3/1/1)	40 Sek.	

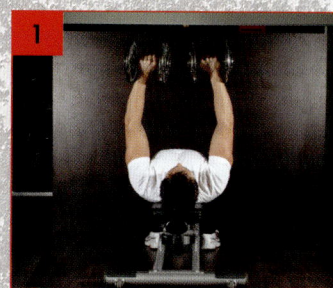

Trainingstipp: Am oberen Punkt die Brust bewusst hochschieben und anspannen.

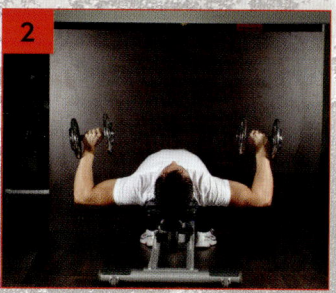

3) Pushflys mit Kurzhanteln	Kadenz	TUT	Gewicht
1. Satz 15 WH (zum Aufwärmen)	(1/0/1)	30 Sek.	
2. Satz 10 WH (schwer)	(3/1/1)	50 Sek.	

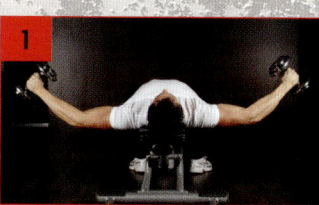

Trainingstipp: Auch hier am oberen Punkt bewusst anspannen.

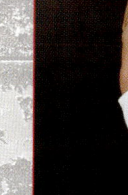

Die Distanz zwischen deinen Träumen und der Realität nennt sich Disziplin …!

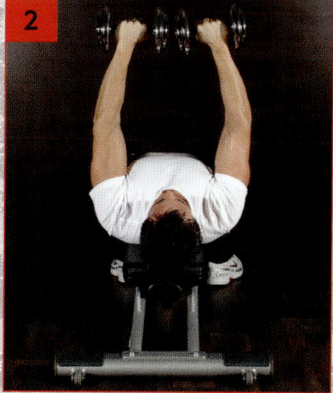

TRAINING

Schulter

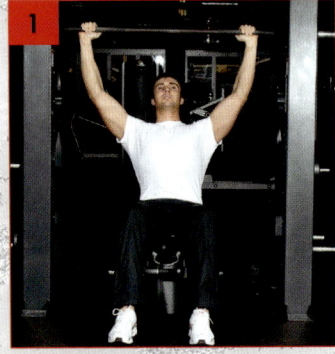

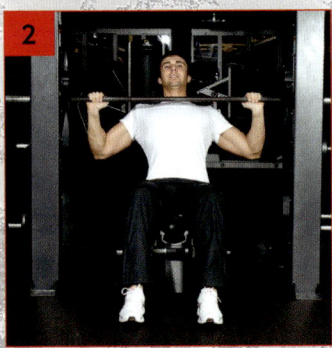

1) Frontdrücken an der Maschine	Kadenz	TUT	Gewicht
1. Satz 12 WH (zum Aufwärmen)	(1/0/1)	24 Sek.	
2. Satz 12 WH (zum Aufwärmen)	(1/0/1)	24 Sek.	
3. Satz 8 WH (schwer)	(3/1/1)	40 Sek.	

Trainingstipp: Variiere in jedem Trainingssatz die Griffweite.

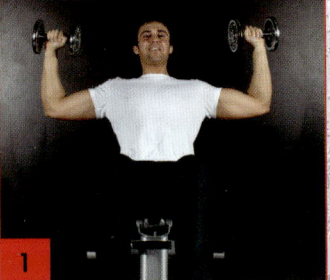

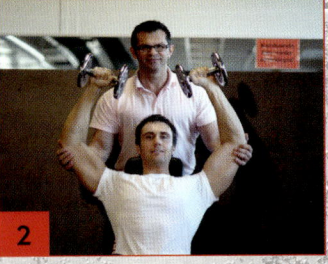

2) Schulterdrücken mit Kurzhanteln	Kadenz	TUT	Gewicht
1. Satz 12 WH (zum Aufwärmen)	(1/0/1)	24 Sek.	
2. Satz 10 WH (schwer)	(3/1/1)	50 Sek.	

Trainingstipp: Versuch im Bogen zu drücken, indem du die Ellenbogen nach außen schiebst und das Handgelenk leicht nach innen einknicken lässt.

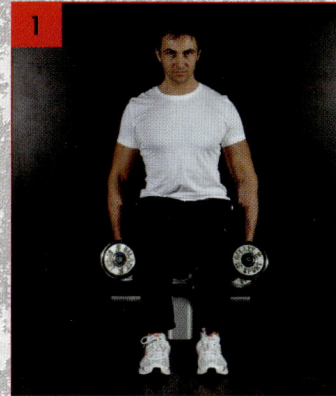

3) Seitheben mit Kurzhanteln	Kadenz	TUT	Gewicht
1. Satz 15 WH (mittelschwer)	(3/1/1)	75 Sek.	

Trainingstipp: „Poor the water" hat Arnold immer gesagt. Drehe also in der obersten Position die Handgelenke leicht ein, als ob du Blumen gießen möchtest.

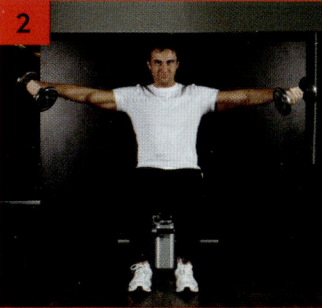

Trizeps

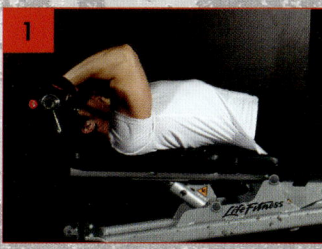

1) Trizepsdrücken im Liegen mit der SZ-Stange	Kadenz	TUT	Gewicht
1. Satz 12 WH (zum Aufwärmen)	(1/0/1)	24 Sek.	
2. Satz 8 WH (schwer)	(3/1/1)	40 Sek.	

Trainingstipp: Streck die Ellenbogen nicht ganz durch. Spann den Trizeps am oberen Punkt fest an.

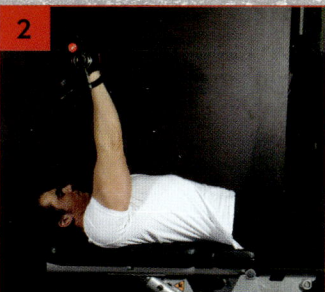

Der Unterschied zwischen gut und großartig lautet: One More Rep!

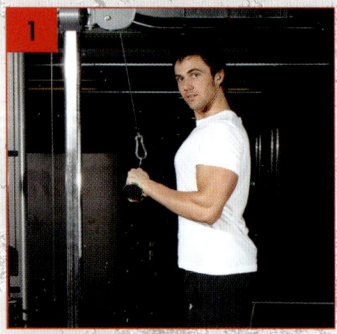

2) Trizepsdrücken am Turm mit leicht gebogener Stange	Kadenz	TUT	Gewicht
1. Satz 12 WH (mittelschwer)	(3/1/1)	60 Sek.	

Trainingstipp: An der untersten Position die Ellenbogen nach außen drehen und den Trizeps fest anspannen.

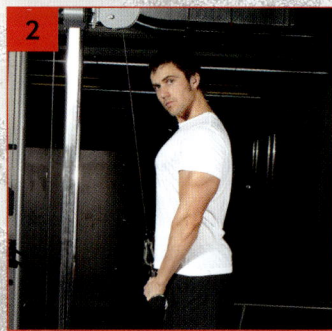

Trainingstag 2 (z. B. Mittwoch): Beine und Waden

Quadrizeps

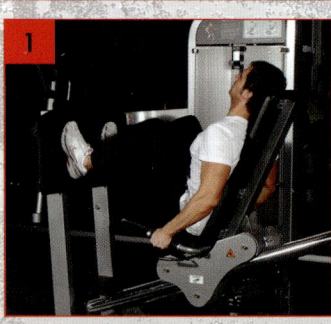

1) Beinpresse nach Wahl	Kadenz	TUT	Gewicht
1. Satz 15 WH (zum Aufwärmen)	(1/0/1)	30 Sek.	
2. Satz 15 WH (zum Aufwärmen)	(1/0/1)	30 Sek.	
3. Satz 12 WH (mittelschwer)	(3/1/1)	60 Sek.	
4. Satz 8 WH (schwer)	(3/1/1)	40 Sek.	

Trainingstipp: Wechsel in jedem Satz die Fußstellung, von eng nach weit.

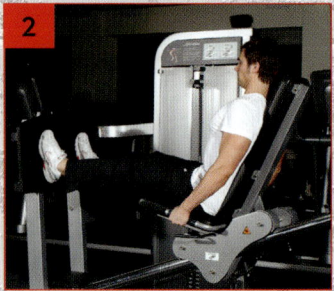

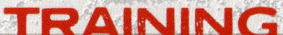

2) Beinstrecken	Kadenz	TUT	Gewicht
1. Satz 15 WH (zum Aufwärmen)	(1/0/1)	30 Sek.	
2. Satz 15 WH (zum Aufwärmen)	(1/0/1)	30 Sek.	
3. Satz 10 WH (schwer)	(3/1/1)	50 Sek.	

Trainingstipp: Am oberen Punkt die Fußspitzen nach außen drehen.

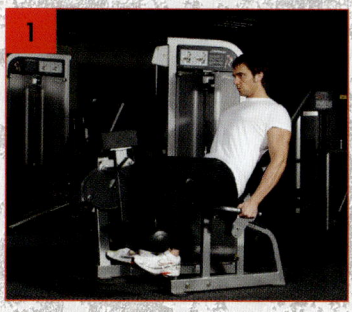
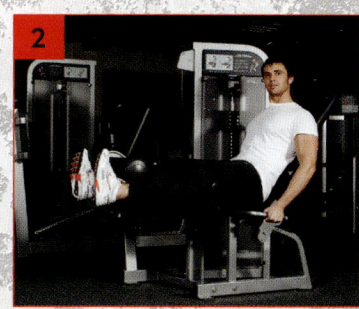

3) Ausfallschritte mit der Kurzhantel	Kadenz	TUT	Gewicht
1. Satz 15 WH (zum Aufwärmen)	(1/0/1)	30 Sek.	
2. Satz 15 WH (mittelschwer)	(3/1/1)	75 Sek.	
3. Satz 15 WH (mittelschwer)	(3/1/1)	75 Sek.	

Trainingstipp: Streck das Bein nicht ganz durch. Lass es auf Spannung.

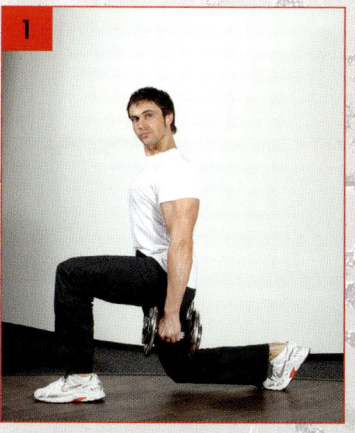
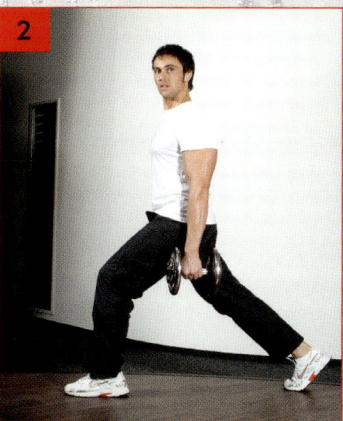

TRAINING

Beinbizeps

Trainingstipp: Zieh die Fußspitzen bei der Aufwärtsbewegung in die Richtung deines Rückens.

1) Beincurl im liegen	Kadenz	TUT	Gewicht
1. Satz 15 WH (zum Aufwärmen)	(1/0/1)	30 Sek.	
2. Satz 15 WH (zum Aufwärmen)	(1/0/1)	30 Sek.	
3. Satz 10 WH (schwer)	(3/1/1)	50 Sek.	

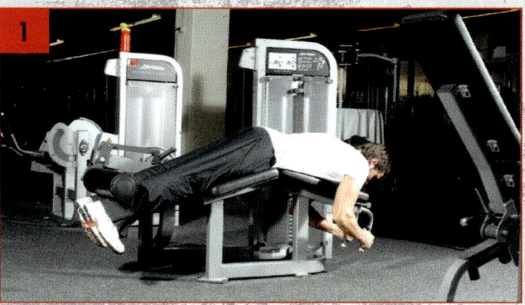
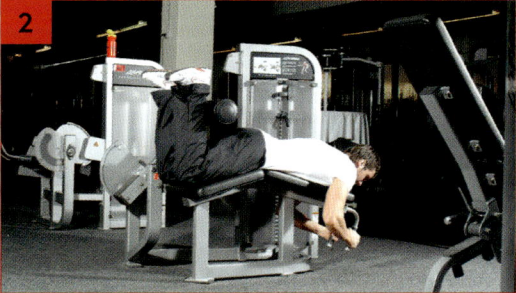

Waden

Trainingstipp: Achte darauf, verschiedene Bewe-
gungsgeschwindigkeiten
auszuprobieren.

1) Wadenheben an der Beinpresse	Kadenz	TUT	Gewicht
1. Satz 15 WH (zum Aufwärmen)	(1/0/1)	30 Sek.	
2. Satz 15 WH (zum Aufwärmen)	(1/0/1)	30 Sek.	
3. Satz 8 WH (schwer)	(3/1/1)	40 Sek.	

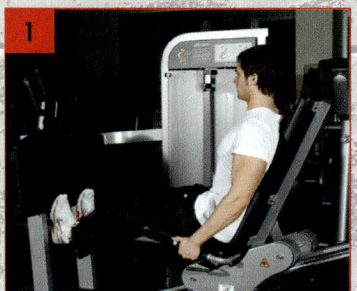
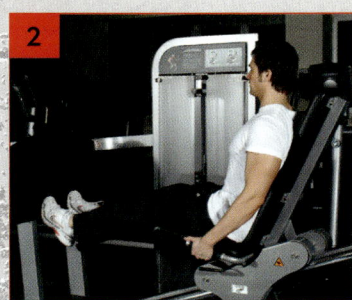

Trainingstag 3 (z. B. Freitag):
Rücken, hintere Schulter, Trapez und Bizeps

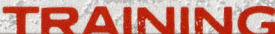

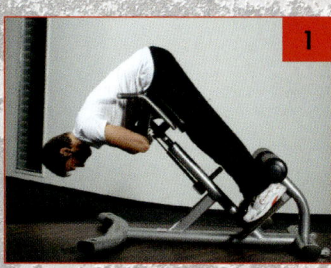

Rücken

1) Hyperextension	Kadenz	TUT	Gewicht
1. Satz 15 WH (zum Aufwärmen)	(1/0/1)	30 Sek.	
2. Satz 15 WH (zum Aufwärmen)	(1/0/1)	30 Sek.	
3. Satz 15 WH (mittelschwer)	(3/1/1)	75 Sek.	

Trainingstipp: Kontrollier deine Bewegung im Spiegel, um den Rücken nicht zu überstrecken. Er soll immer gerade sein.

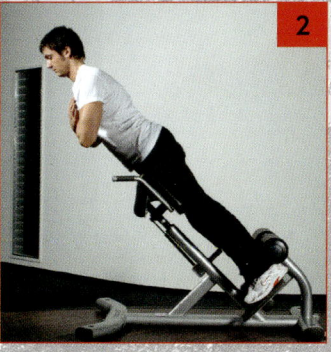

2) Kurzhantelrudern vorgebeugt	Kadenz	TUT	Gewicht
1. Satz 15 WH (zum Aufwärmen)	(1/0/1)	30 Sek.	
2. Satz 15 WH (zum Aufwärmen)	(1/0/1)	30 Sek.	
3. Satz 10 WH (schwer)	(3/1/1)	50Sek.	

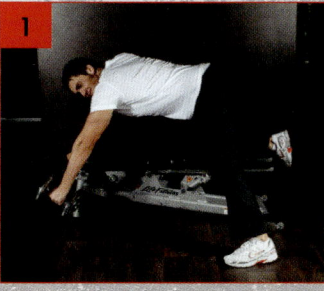

Trainingstipp: Dehne deinen Rückenmuskel, indem du die Hantel in der untersten Position nach vorne schiebst.

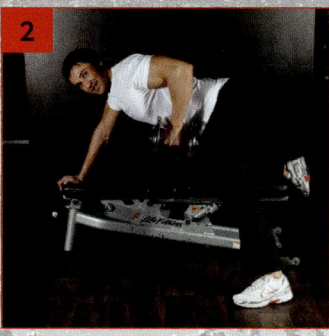

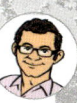

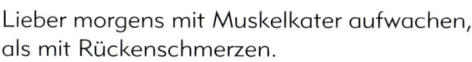

Lieber morgens mit Muskelkater aufwachen, als mit Rückenschmerzen.

Trainingstipp: Zieh so tief wie möglich zur Hüfte, um die volle Kontraktion zu spüren.

3) Rudern sitzend am Kabelzugturm	Kadenz	TUT	Gewicht
1. Satz 15 WH (zum Aufwärmen)	(1/0/1)	30 Sek.	
2. Satz 8 WH (schwer)	(3/1/1)	40 Sek.	

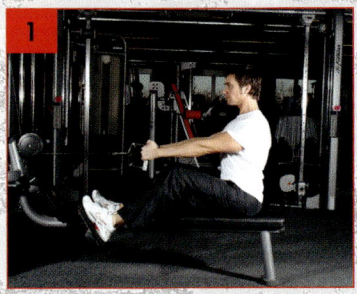
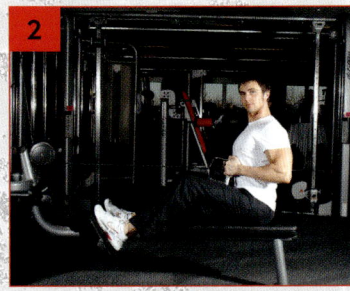

Trainingstipp: Bevor du startest lockere deine Schulterblätter, indem du mit gestreckten Armen nur einige Male 5–10 cm runter ziehst.

4) Latziehen zur Brust mit Obergriff, breit	Kadenz	TUT Gewicht	
1. Satz 15 WH (zum Aufwärmen)	(1/0/1)	30 Sek.	
2. Satz 12 WH (mittelschwer)	(3/1/1)	60 Sek.	

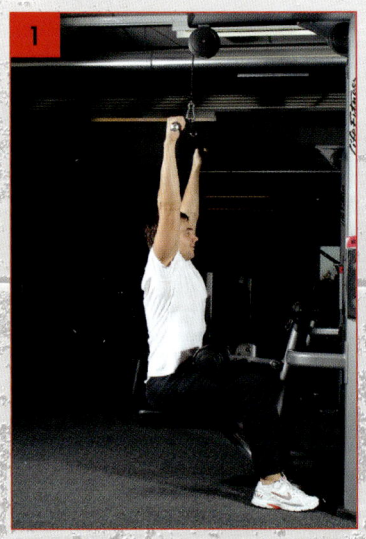
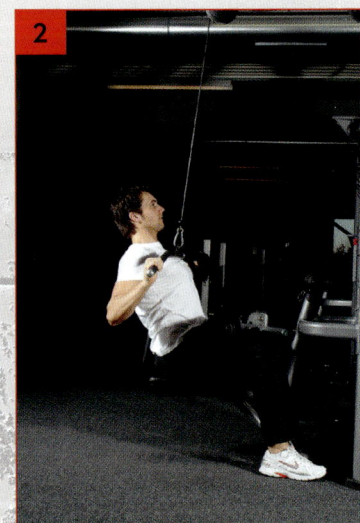

5) Latziehen zur Brust mit Untergriff, eng	Kadenz	TUT	Gewicht
1. Satz 12 WH (mittelschwer)	(3/1/1)	60 Sek.	

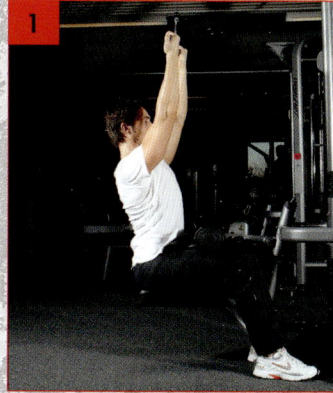

Trainingstipp: Siehe Latziehen zur Brust.

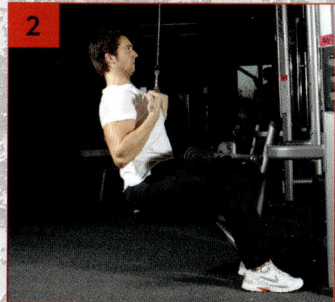

Das Leben ist wie eine wilde Schlittenfahrt, die man am Ende mit einer Vollbremsung beendet – erschöpft, verbraucht, zerschrammt und laut ausrufend: Wow, was für eine Fahrt!

Kurt Martens

Hintere Schulter

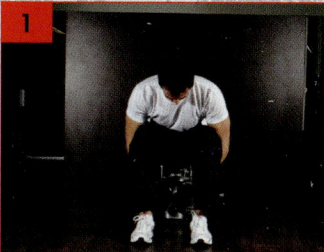

1) Vorgebeugtes Seitheben mit Kurzhanteln	Kadenz	TUT	Gewicht
1. Satz 15 WH (zum Aufwärmen)	(1/0/1)	30 Sek.	
2. Satz 10 WH (schwer)	(3/1/1)	50 Sek.	
3. Satz 15 WH (mittelschwer)	(3/1/1)	75 Sek.	

Trainingstipp: Verwende ganz leichte Gewichte und konzentrier dich während der Übung auf die hintere Schulter.

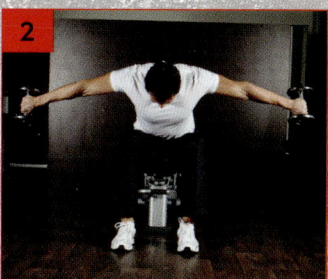

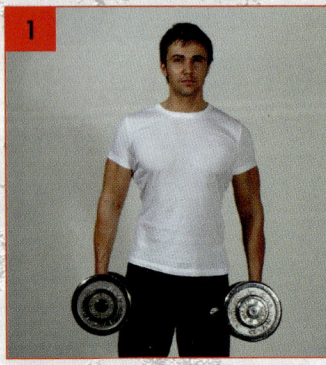

Trapez

1) Schulterheben mit Kurzhanteln	Kadenz	TUT	Gewicht
1. Satz 15 WH (zum Aufwärmen)	(1/0/1)	30 Sek.	
2. Satz 15 WH (zum Aufwärmen)	(1/0/1)	30 Sek.	
3. Satz 10 WH (schwer)	(3/1/1)	50 Sek.	

Trainingstipp: Du kannst auch eine Langhantel nehmen, wenn sie dir besser liegt.

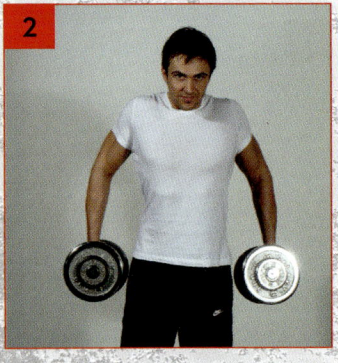

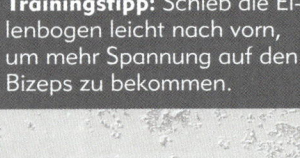

Trainingstipp: Schieb die Ellenbogen leicht nach vorn, um mehr Spannung auf den Bizeps zu bekommen.

Bizeps

1) Langhantelcurls	Kadenz	TUT	Gewicht
1. Satz 15 WH (zum Aufwärmen)	(1/0/1)	30 Sek.	
2. Satz 15 WH (zum Aufwärmen)	(1/0/1)	30 Sek.	
3. Satz 10 WH (schwer)	(3/1/1)	50 Sek.	

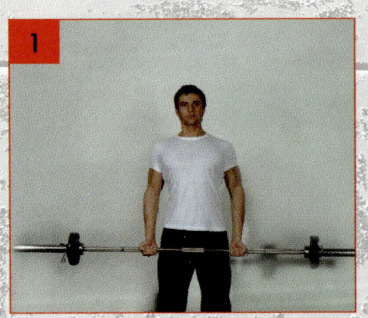

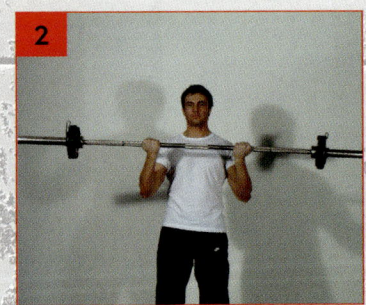

2) Hammercurls mit Kurzhanteln	Kadenz	TUT	Gewicht
1. Satz 15 WH (zum Aufwärmen)	(1/0/1)	30 Sek.	
2. Satz 8 WH (schwer)	(3/1/1)	40 Sek.	

Trainingstipp: Du kannst die Übung auch im Stehen ausführen. Entscheide, was dir besser liegt.

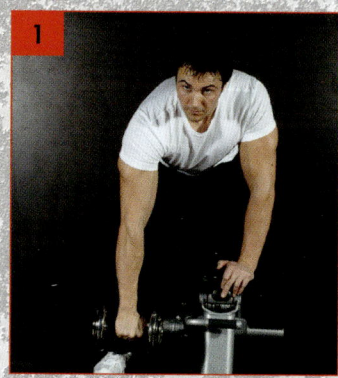

Ein schlechter Tag kann durch hartes Training wieder ein guter Tag werden.

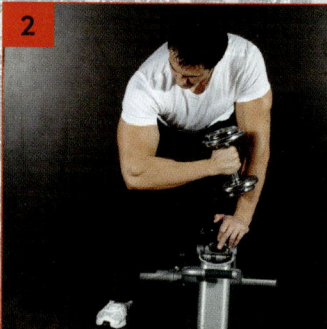

3) Konzentrationscurls	Kadenz	TUT	Gewicht
1. Satz 15 WH (mittelschwer)	(3/1/1)	75 Sek.	

Trainingstipp: Du kannst die Übung auch am Kabelzug ausführen. Vielleicht bekommst du dann mehr Spannung auf den Bizeps.

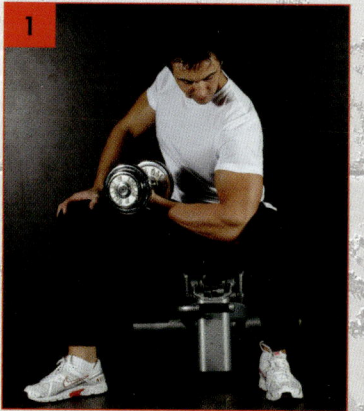

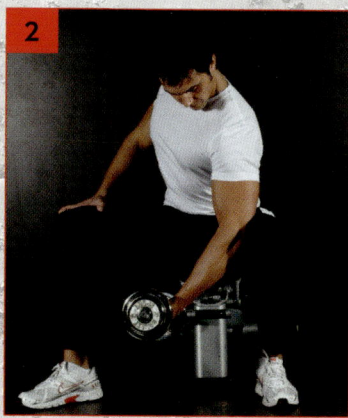

Bauchtraining

Das Bauchtraining wird 2 Mal pro Woche an Tagen deiner Wahl ausgeführt.

Trainingstipp: Achte darauf, intensiv „einzudrehen", um die Bauchmuskeln hart anspannen zu können.

1) Crunches	Kadenz	TUT	Gewicht
1. Satz 20 WH (mittelschwer)	(3/1/1)	100 Sek.	
2. Satz 20 WH (mittelschwer)	(3/1/1)	100 Sek.	
2. Satz 20 WH (mittelschwer)	(3/1/1)	100 Sek.	

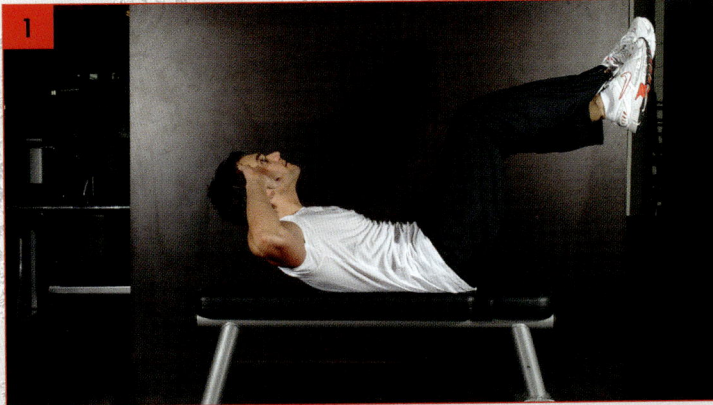

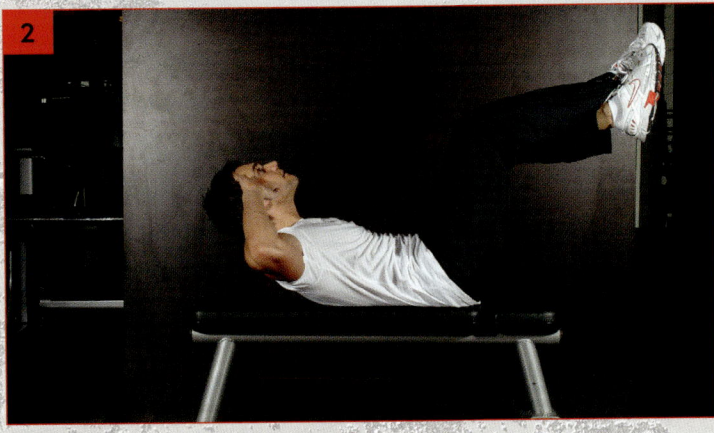

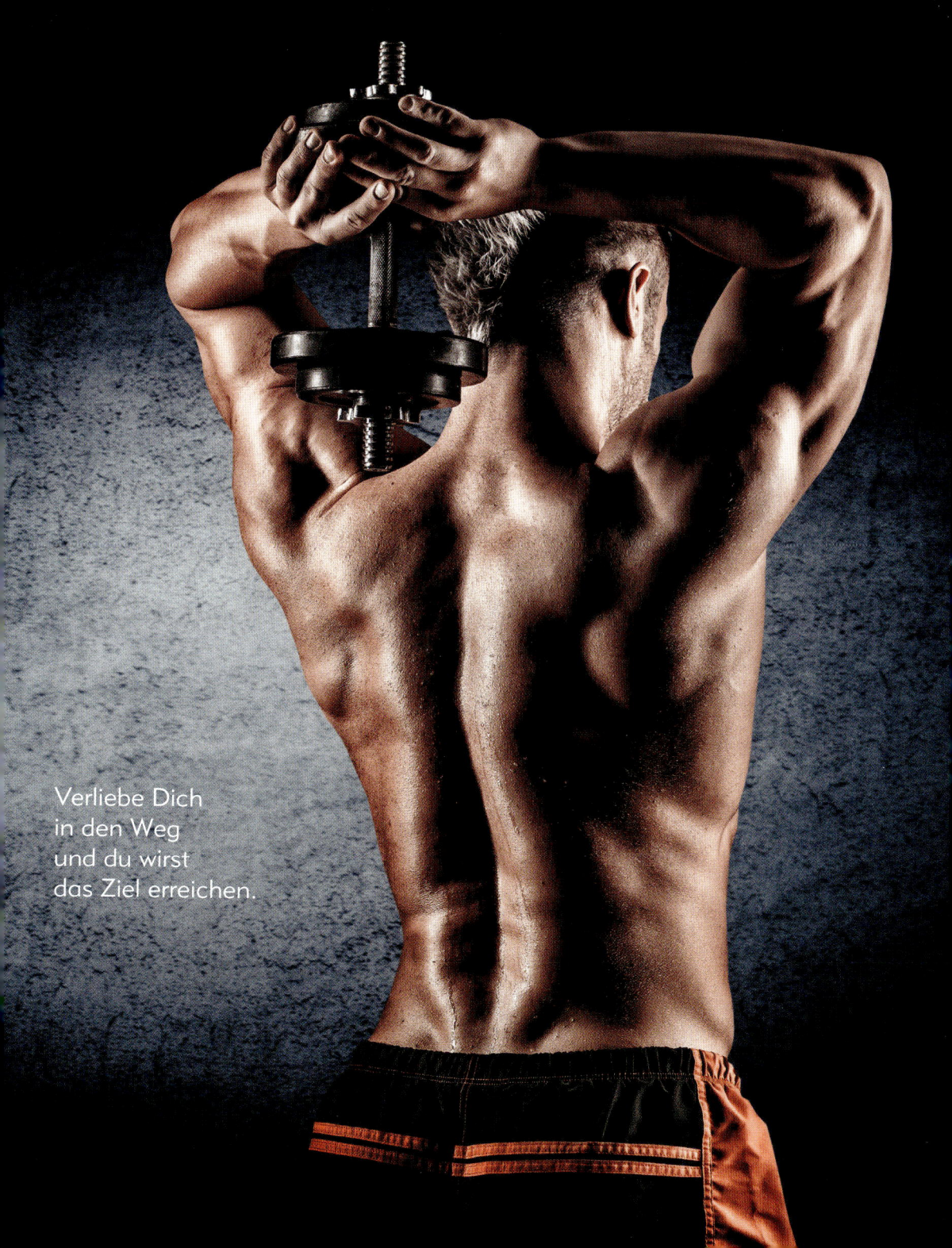

Verliebe Dich
in den Weg
und du wirst
das Ziel erreichen.

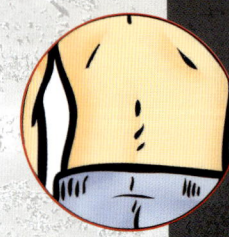

Training – Athletischer Körpertyp:
Holistisches Training (3-2-1)

Der ganze Körper wird auf drei Trainingstage aufgeteilt, die wahlweise gelegt werden können. Holistisch bedeutet, dass alle Muskelfasern trainiert werden.

Allgemeine Erläuterung

Pro Muskelgruppe werden sechs Sätze absolviert. Diese sechs Sätze werden auf drei unterschiedliche Übungen aufgeteilt. Die 1. Übung besteht aus drei Sätzen und zielt auf die Entwicklung der schnell kontrahierenden weißen Muskelfasern ab. Bei allen drei Sätzen sollte ein Gewicht gewählt werden, mit dem gerade noch sechs korrekte Wiederholungen möglich sind. Die Pausenlänge zwischen den Sätzen (1, 2 und 3) beträgt bis zu fünf Minuten. Anschließend folgt die 2. Übung (Satz 4 und 5), für die intermediären Muskelfasern. Das Gewicht sollte aus eigener Kraft maximal zehn saubere Wiederholungen ermöglichen. Nach der 10. Wiederholung sollte das Muskelversagen eintreten. Die Pausenlänge zwischen den Sätzen (4 und 5) beträgt bis zu drei Minuten. Dann folgt die 3. Übung (Satz 6). Der 6. Satz fördert das Wachstum der langsam kontrahierenden roten Muskelfasern. Hier ist ein Gewicht erforderlich, mit dem 20 langsame und konzentrierte Wiederholungen geschafft werden. Nach Beendigung des 6. Satzes ist es empfehlenswert, eine fünfminütige Pause einzulegen. Anschließend wird zur nächsten Muskelgruppe übergangen, bei der das o. a. Vorgehen wiederholt wird.

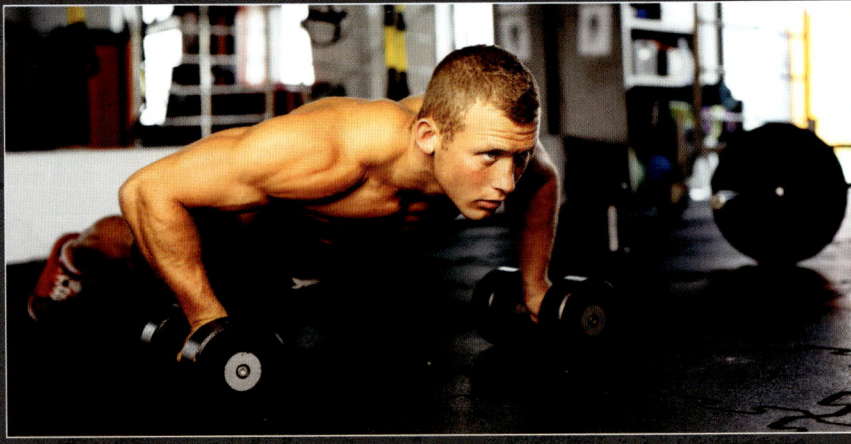

Zielgruppe	Sätze	WH	Intensität	Methode
Schnell kontrahierende, weiße Muskelfasern Satzdauer: 30 Sekunden!	1+2+3	6	Bis Muskelversagen	Maximale Gewichte, explosive Übungsausführung mit einer Sekunde Pause zwischen jeder einzelnen Wiederholung. Bis zu 5 Min. Pause zwischen den Sätzen.
Intermediäre Muskelfasern Satzdauer: 60 Sekunden!	4+5	10	Bis Muskelversagen	Submaximale Gewichte, normale Bewegungsgeschwindigkeit mit nur kurzer Pause in der gestreckten Position der Wiederholungen. Bis zu 3 Min. Pause zwischen den Sätzen!
Langsam kontrahierende Muskelfasern Satzdauer: 80 Sekunden!	6	20	Bis Muskelversagen	Langsame und konzentrierte Wiederholungen ohne Pause in der gestreckten Position. Der Muskel muss konstant unter Spannung gehalten werden!
Aufwärmen				

Fünf Minuten auf einem Radergometer oder Laufband aufwärmen. Dann zu Beginn des Trainings einer Muskelgruppe (z. B. Brust) einen Aufwärmsatz mit 20 WH ausführen! Nach dem Training 10–15 Minuten Cool-Down.

Tipp: In den bis zu fünf Minuten Pause (Sätze 1–3) kannst du 2 Bauchübungen nach Wahl ausführen und zusätzlich den trainierten Muskel in den Pausen anspannen (6 Sek.).

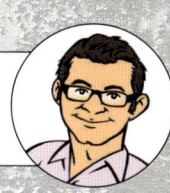

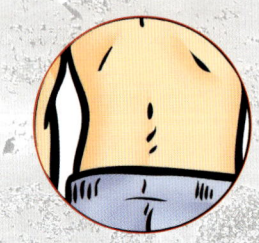

Trainingstag 1 (z. B. Montag):
Brust, Bizeps und Trizeps

Brust

Übungen	Sätze	WH	Kadenz (negativ, Kontraktion, positiv)	Intensität	Muskelfasern
1) Bankdrücken, freie Gewichte	3	6	(3/1/1)	Bis Muskelversagen	schnell kontrahierende weiße Muskelfasern
2) Schrägbank, freie Gewichte	2	10	(2/1/3)	Bis Muskelversagen	intermediäre Muskelfasern
3) Crossover am Kabelzug	1	20	(2/0/2)	Bis Muskelversagen	langsam kontrahierende rote Muskelfasern

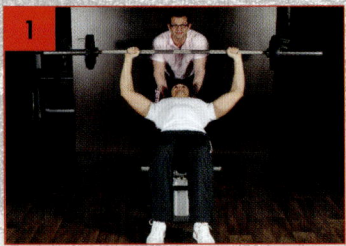
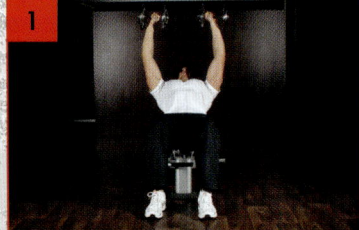
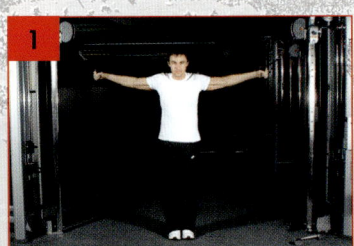
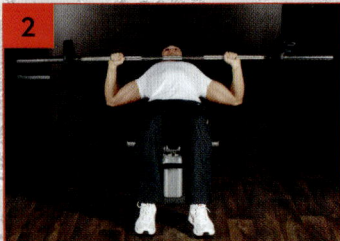
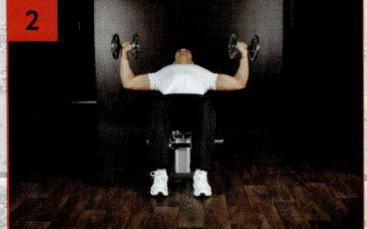
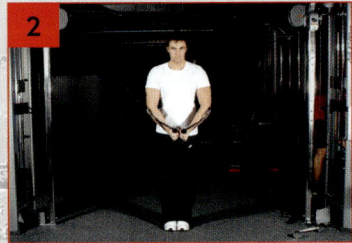

Trainingstipp Bankdrücken: Versuch, im Bogen zu drücken. Die Hantel also unter die Brust ablegen und dann im Bogen Richtung Kinn drücken.

Trainingstipp Schrägbank: Du kannst für einen besseren Pump in der obersten Position die Handflächen parallel zueinander drehen.

Trainingstipp Crossover: Probier verschiedene Zugwinkel aus. Welchen spürst du am besten?

Bizeps

Übungen	Sätze	WH	Kadenz (negativ, Kontraktion, positiv)	Intensität	Muskelfasern
Langhantelcurls, weiter Griff	3	6	(3/1/1)	Bis Muskelversagen	schnell kontrahierende weiße Muskelfasern
Kurzhantelcurls, sitzend	2	10	(2/1/3)	Bis Muskelversagen	intermediäre Muskelfasern
Curls mit SZ-Stange, enger Griff	1	20	(2/0/2)	Bis Muskelversagen	langsam kontrahierende rote Muskelfasern

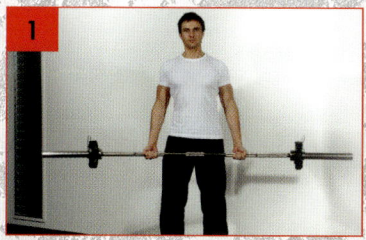
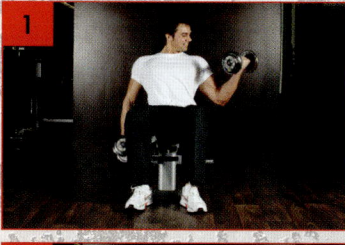
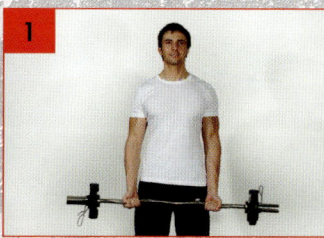

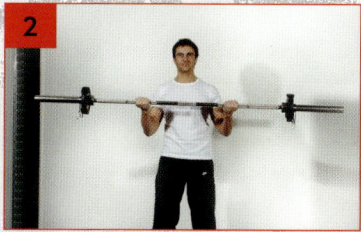
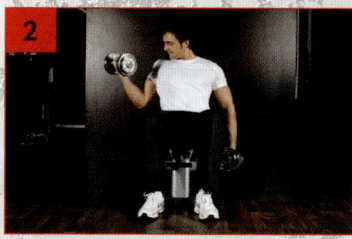
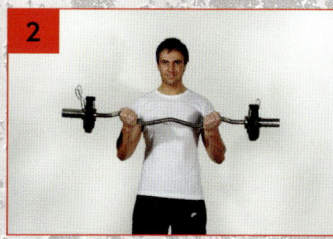

Trainingstipp Langhantelcurls: Schön kontrolliert herabsenken!

Trainingstipp Kurzhantelcurls: Achte auf die Auswärtsdrehung des Handgelenks am obersten Punkt.

Trainingstipp Sz-Curls: Halte die Bizepse auf Spannung. Immer bewegen, nicht ganz hoch, nicht ganz runter. Genieß das Brennen.

TRAINING

Trizeps

Übungen	Sätze	WH	Kadenz (negativ, Kontraktion, positiv)	Intensität	Muskelfasern
Frenchpress mit der SZ-Stange im Liegen	3	6	(3/1/1)	Bis Muskelversagen	schnell kontrahierende weiße Muskelfasern
Trizepsdrücken am Turm mit gerader Stange – Untergriff	2	10	(2/1/3)	Bis Muskelversagen	intermediäre Muskelfasern
Trizepsdrücken hinter dem Kopf mit Kurzhantel; einarmig	1	20	(2/0/2)	Bis Muskelversagen	langsam kontrahierende rote Muskelfasern

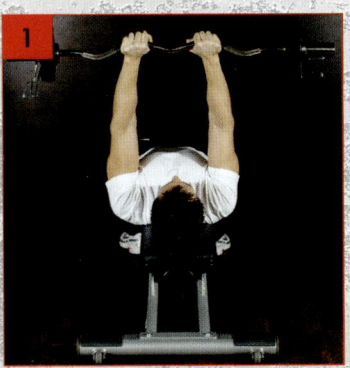
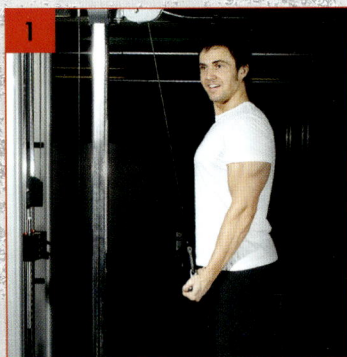
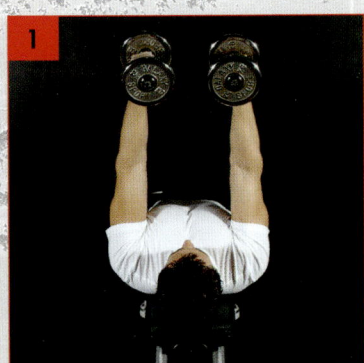

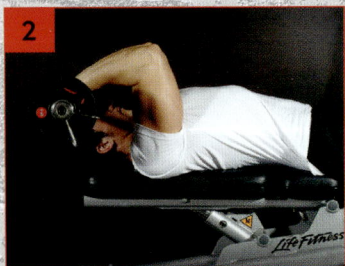
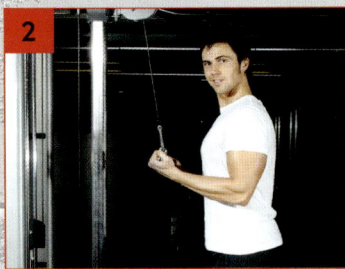
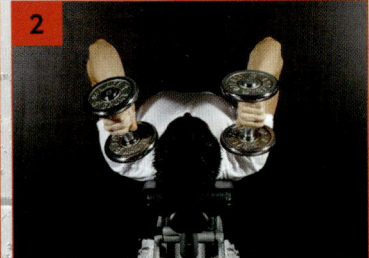

Trainingstipp Frenchpress: Nach der eigentlichen Übung nimmst du die Hantel und machst noch 10 Wiederholungen enges Bankdrücken.

Trainingstipp Trizepsdrücken Untergriff: Streck die Arme unten nie ganz durch. Halte die Spannung.

Trainingstipp Trizepsdrücken hinter dem Kopf: Du kannst die Übung auch im Stehen ausführen. Vielleicht gefällt dir das besser?

Trainingstag 2 (z. B. Mittwoch):
Quadrizeps, Beinbizeps und Waden

Quadrizeps und Beinbizeps

Übungen	Sätze	WH	Kadenz (negativ, Kontraktion, positiv)	Intensität	Muskelfasern
Kniebeugen an der Multipresse	3	6	(3/1/1)	Bis Muskel-versagen	schnell kontrahierende weiße Muskelfasern
Beinpresse nach Wahl	2	10	(2/1/3)	Bis Muskel-versagen	intermediäre Muskelfasern
Beincurls liegend oder alternativ sitzend	1	20	(2/0/2)	Bis Muskel-versagen	langsam kontrahierende rote Muskelfasern

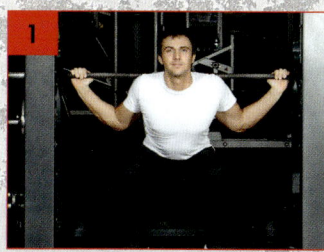
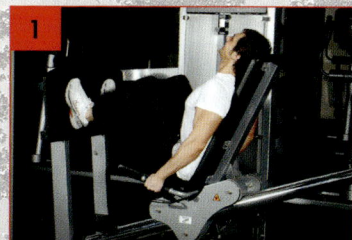
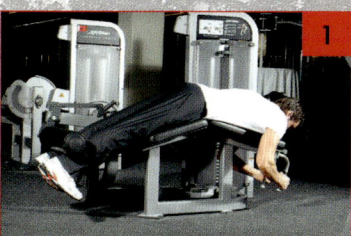

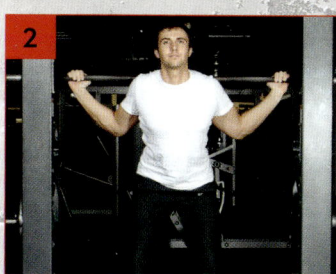
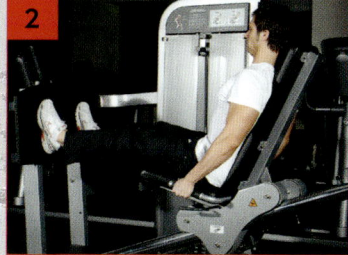
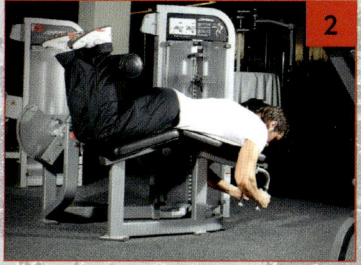

Trainingstipp Kniebeuge: Wechsel in jedem Satz deine Fußstellung, um noch mehr Muskeln zu aktivieren.

Trainingstipp Beinpresse: Wechsel auch hier in jedem Satz die Fußstellung.

Trainingstipp Beincurls: Halte die ganze Zeit deine Beinbizeps auf Spannung. Genieß das Brennen.

Waden

Übungen	Sätze	WH	Kadenz (negativ, Kontraktion, positiv)	Intensität	Muskelfasern
Wadenheben an der Beinpresse	3	6	(3/1/1)	Bis Muskelversagen	schnell kontrahierende weiße Muskelfasern
Wadenheben an der Beinpresse	2	10	(2/1/3)	Bis Muskelversagen	intermediäre Muskelfasern
Wadenheben an der Beinpresse	1	20	(2/0/2)	Bis Muskelversagen	langsam kontrahierende rote Muskelfasern

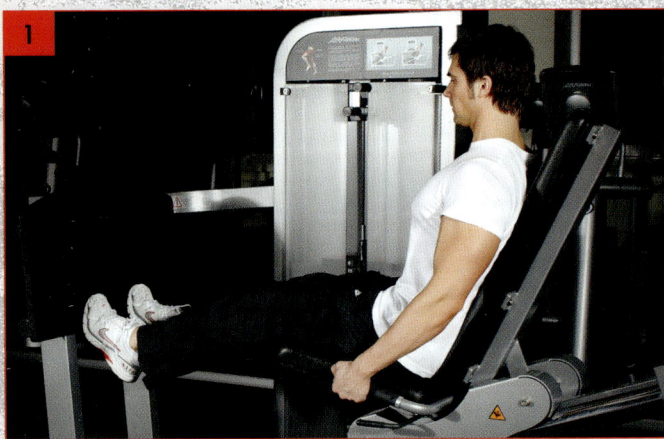

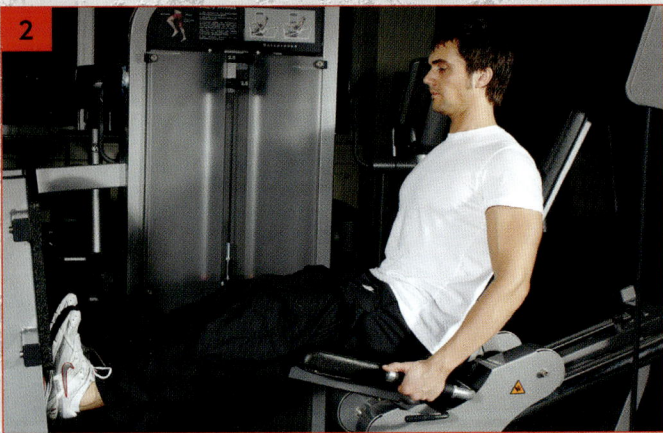

Trainingstipp Waden: Achte darauf, die verschiedenen Bewegungsgeschwindigkeiten einzuhalten.

Trainingstag 3 (z. B. Freitag): Rücken und Schultern

Rücken

Übungen	Sätze	WH	Kadenz (negativ, Kontraktion, positiv)	Intensität	Muskelfasern
Latziehen zur Brust mit breitem Griff	3	6	(3/1/1)	Bis Muskelversagen	schnell kontrahierende weiße Muskelfasern
Rudern sitzend am Kabelzug	2	10	(2/1/3)	Bis Muskelversagen	intermediäre Muskelfasern
Kurzhantelrudern	1	20	(2/0/2)	Bis Muskelversagen	langsam kontrahierende rote Muskelfasern

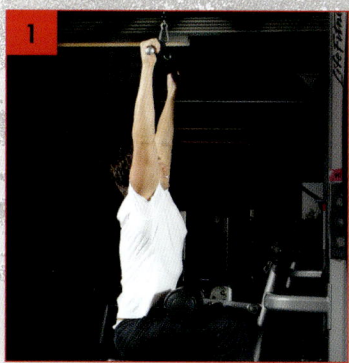

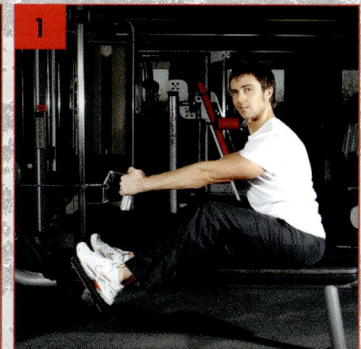

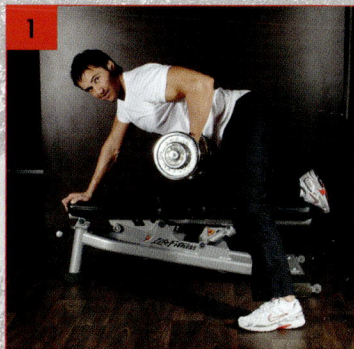

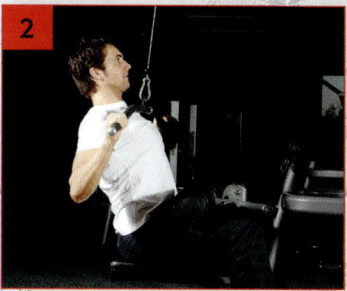

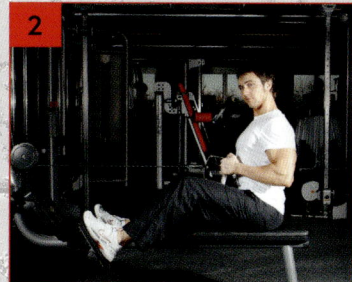

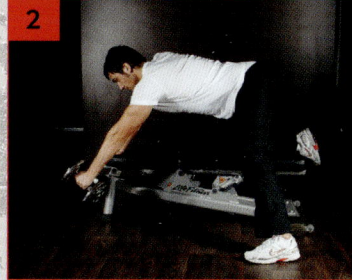

Trainingstipp Latziehen: Beuge dich am untersten Punkt etwas zurück, um mehr Dehnung zu spüren.

Trainingstipp Rudern: Beuge den Oberkörper an Position 1 etwas nach vorne, um mehr Muskelfasern zu erwischen.

Trainingstipp Kurzhantelrudern: **Dreh** am oberen Punkt die Handflächen nach vorne, um besser kontrahieren zu können.

TRAINING

Schultern

Übungen	Sätze	WH	Kadenz (negativ, Kontraktion, positiv)	Intensität	Muskelfasern
Nackendrücken mit Kurzhanteln	3	6	(3/1/1)	Bis Muskelversagen	schnell kontrahierende weiße Muskelfasern
Aufrechtes Rudern mit der Langhantel	2	10	(2/1/3)	Bis Muskelversagen	intermediäre Muskelfasern
Seitheben mit Kurzhanteln	1	20	(2/0/2)	Bis Muskelversagen	langsam kontrahierende rote Muskelfasern

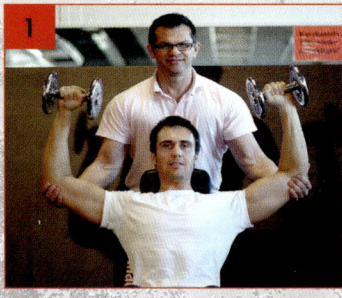

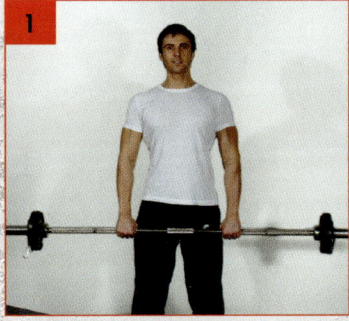

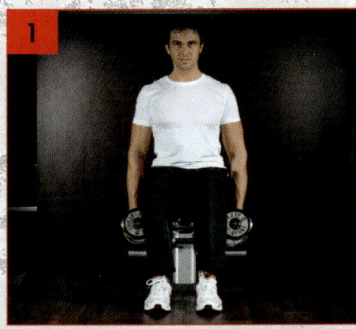

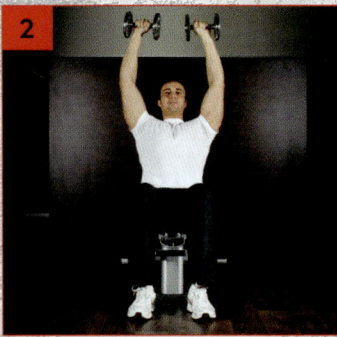

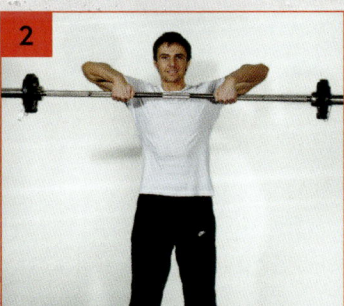

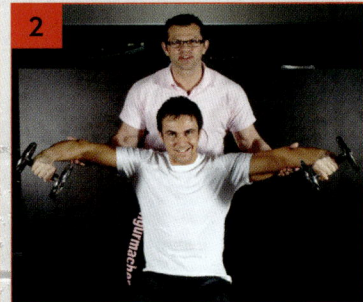

Trainingstipp Nackendrücken mit Kurzhanteln: Geh nicht zu tief herunter. Halte den Muskel auf Spannung.

Trainingstipp Aufrechtes Rudern: Du kannst auch eine SZ-Stange nehmen.

Trainingstipp Seitheben: Versuche die Ellenbogen am oberen Punkt nach oben zu schieben.

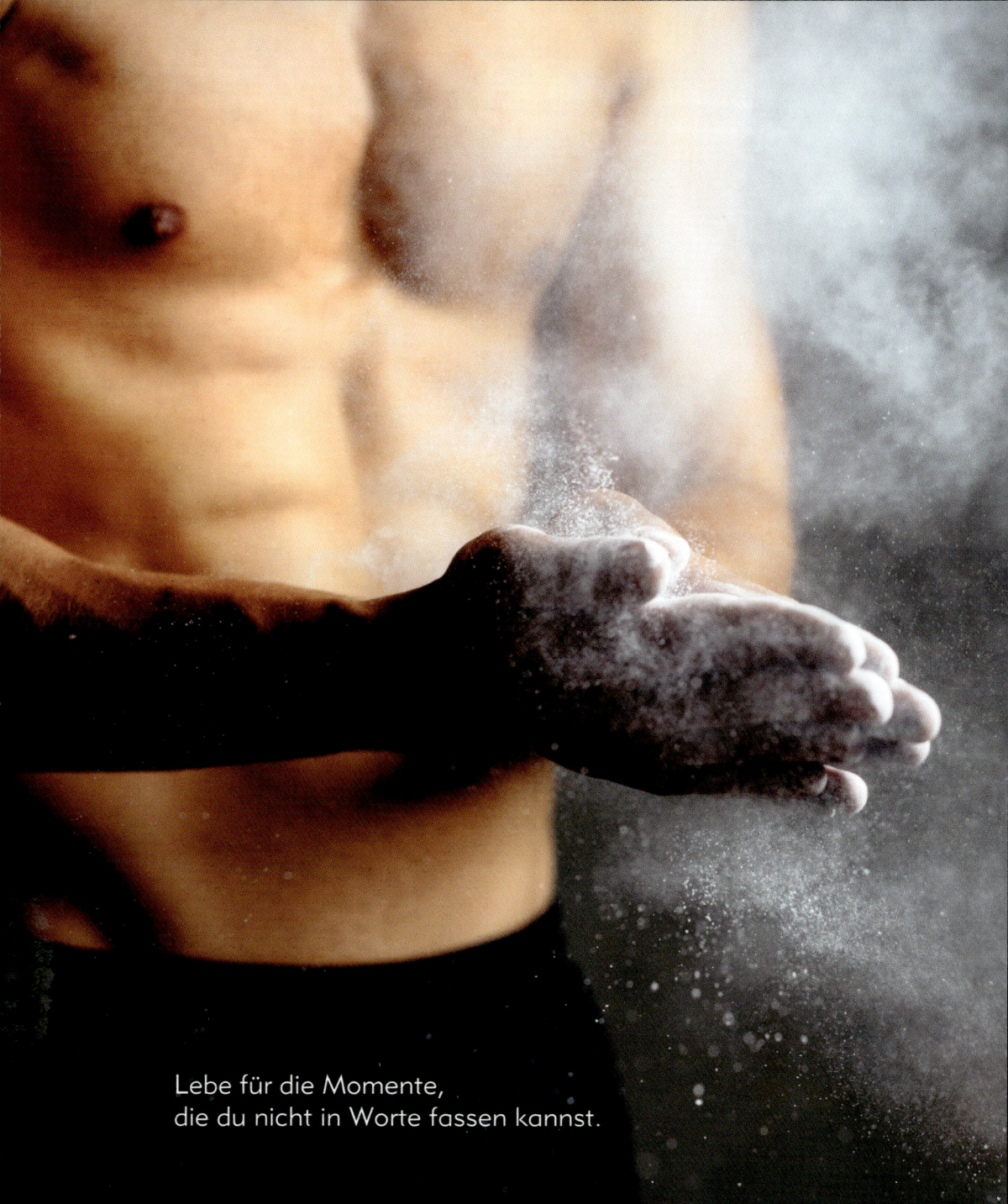

Lebe für die Momente,
die du nicht in Worte fassen kannst.

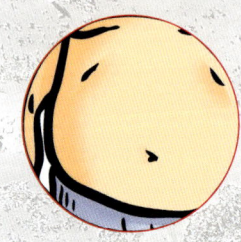

Training kräftiger Körpertyp:

Dreifach Ergänzungssätze
(Tripple Add Sets)

Der ganze Körper wird auf drei Trainingstage aufgeteilt,
die wahlweise gelegt werden können.
Die Pausenlänge nach einem 3-fach Ergänzungssatz beträgt
3 Minuten.

Dauer: Acht Wochen

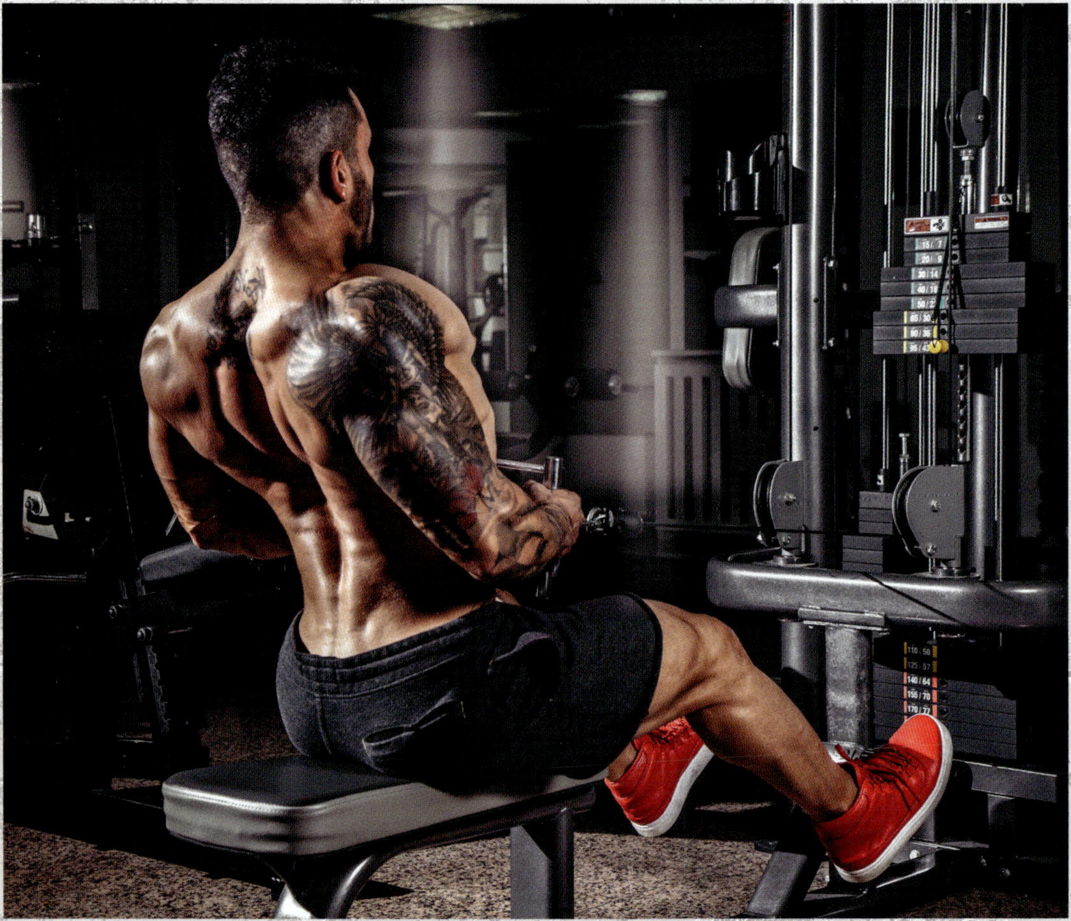

Dreifach Ergänzungssätze
(Tripple Add Sets)

Intensitätstechniken werden oftmals zu oft und zu häufig eingesetzt, z. B. erzwungene Wiederholungen. Außerdem sind sie auch nicht immer effektiv. Eine sehr effektive Intensitätstechnik hingegen sind die sogenannten „Dreifach Ergänzungssätze".

Es handelt sich dabei um eine Intensitätstechnik, die während des Satzes auf alle Muskelfasern abzielt. D. h. also Typ 1 (Muskelausdauerfasern), Typ 2a (moderat/Schnellkraftfasern) und Tpy 2b (explosiv/Schnellkraftfasern) werden beansprucht. Diese Technik bewirkt eine maximale Hypertrophie und Muskelfaseraktivierung in einem Minimum an Zeit.

Der 3-fach Ergänzungssatz ähnelt einem 3-fach Reduktionssatz, bei dem der Trainingssatz aus drei Sätzen besteht. Im Gegensatz zum 3-fach Reduktionssatz, bei dem das Gewicht mit jedem Satz reduziert wird, bleibt das Gewicht bei jedem 3-fach Ergänzungssatz gleich, aber jeder Satz beansprucht – durch die Variation des Bewegunsradius – andere Muskelfasertypen.

Der 3-fach Ergänzungssatz wird in drei Phasen unterteilt:

Phase 1 **(Training der Muskelausdauerfasern des Typs 1):**
Es wird ein Gewicht gewählt, mit dem 12–15 ganze WH bewältigt werden können. Statt über den gesamten Bewegungsradius zu gehen wird der Muskel aus der Anfangsposition nur 10 cm angehoben und wieder gesenkt, es werden also Teilwiederholungen trainiert. Das Ziel sollten 30 Wiederholungen sein. Danach wird das Gewicht abgelegt und 10–15 Sekunden pausiert, ehe Phase 2 folgt.

Phase 2 **(Training der Muskelfasern des Typs 2a):**
In Phase 2 werden mit dem gleichen Gewicht nur halbe WH in der oberen Hälfte des Bewegungsradius ausgeführt. Ziel sind 10 halbe Wiederholungen. Das Gewicht wird danach wieder abgelegt und es erfolgt erneut eine Pause von 10–15 Sekunden, ehe Phase drei folgt.

Phase 3 **(Training der Muskelfasern des Typs 2b):**
Nun werden mit dem gleichen Gewicht so viele ganze Wiederholungen mit vollem Bewegungsradius ausgeführt, wie möglich. Für gewöhnlich wird nach 1–3 WH das Muskelversagen erreicht.

TRAINING

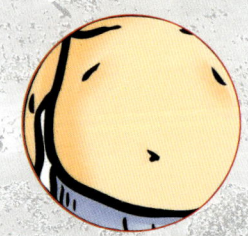

Trainingstag 1 (z. B. Montag):
Beintraining

Quadrizeps

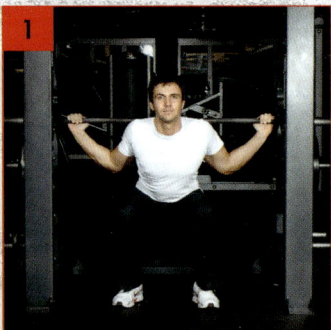

1) Kniebeugen an der Multipresse	Kadenz	TUT	Gewicht
1. Satz 15 WH (zum Aufwärmen)	(1/0/1)	30 Sek.	
2. Satz 12 WH	(1/1/1)	36 Sek.	
3. Satz (3-fach Ergänzungssatz)	(1/0/1)	-	

Trainingstipp: Versuch beim Aufstehen viel Druck auf den Gesäßmuskel zu geben.

Schmerz treibt die Schwäche aus dem Körper.

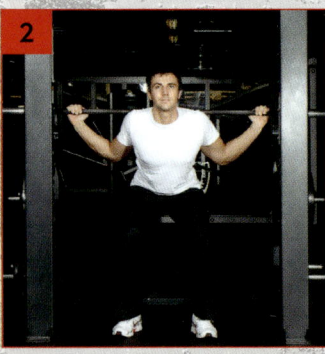

2) Beinstrecken	Kadenz	TUT	Gewicht
1. Satz 15 WH (zum Aufwärmen)	(1/0/1)	30 Sek.	
1. Satz 12 WH	(1/1/1)	36 Sek.	
2. Satz (3-fach Ergänzungssatz)	(1/0/1)	-	

Trainingstipp: Zieh die Zehenspitzen an der obersten Position zum Körper.

3) Ausfallschritte mit Kurzhanteln	Kadenz	TUT	Gewicht
1. Satz 15 WH (zum Aufwärmen)	(1/0/1)	30 Sek.	
2. Satz 12 WH	(1/1/1)	36 Sek.	
3. Satz (Für jedes Bein einzeln einen 3-fach Ergänzungssatz ausführen)	(1/0/1)	-	

Trainingstipp: Dreh die Hacke des hinteren Fußes etwas nach außen.

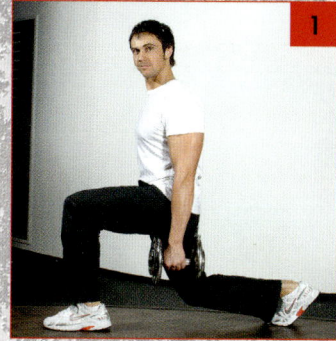

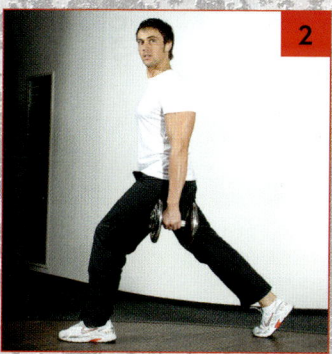

Beinbizeps

1) Beincurls im Liegen	Kadenz	TUT	Gewicht
1. Satz 15 WH (zum Aufwärmen)	(1/0/1)	30 Sek.	
2. Satz 12 WH	(1/1/1)	36 Sek.	
3. Satz (3-fach Ergänzungssatz)	(1/0/1)	-	

Trainingstipp: Spann am Ende der Übung den Beinbizeps hart an.

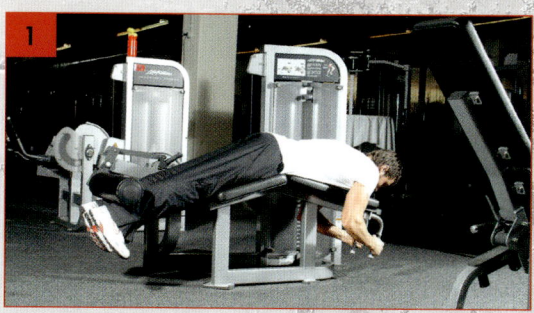

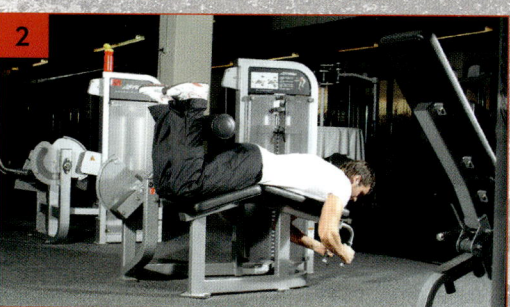

TRAINING

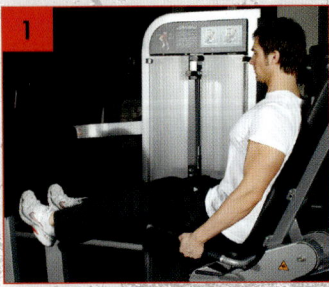

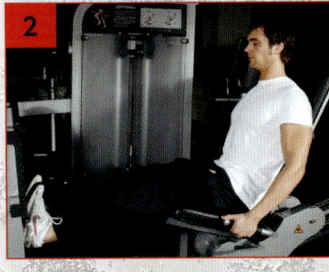

Waden

1) Wadenheben sitzend Beinpresse	Kadenz	TUT	Gewicht
1. Satz 15 WH	(1/0/1)	30 Sek.	
2. Satz 15 WH	(1/0/1)	30 Sek	
3. Satz 15 WH	(1/0/1)	30 Sek	

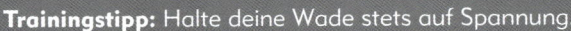

Trainingstipp: Halte deine Wade stets auf Spannung.

Trainingstag 2 (z. B. Mittwoch):
Brust, Schulter und Trizeps

Brust

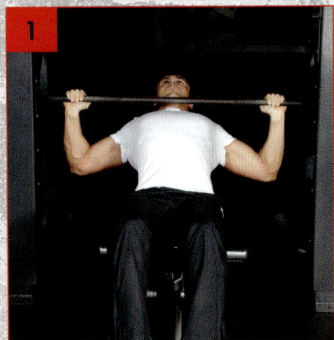

1) Schrägbankdrücken an der Multipresse	Kadenz	TUT	Gewicht
1. Satz 15 WH (zum Aufwärmen)	(1/0/1)	30 Sek.	
2. Satz 12 WH	(1/1/1)	36 Sek.	
3. Satz (3-fach Ergänzungssatz)	(1/0/1)	-	

Trainingstipp: Wechsel in jedem Satz die Griffweite.

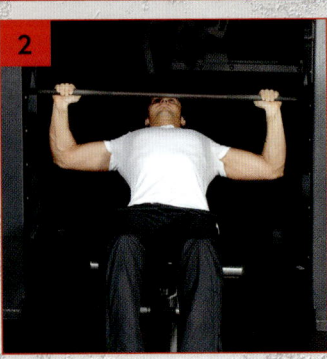

Hast du jemals einen Neider getroffen, der etwas besser konnte als du?

2) Crossover	Kadenz	TUT	Gewicht
1. Satz 15 WH (zum Aufwärmen)	(1/0/1)	30 Sek.	
2. Satz 12 WH	(1/1/1)	36 Sek.	
3. Satz (3-fach Ergänzungssatz)	(1/0/1)	-	

Trainingstipp: Beuge den Oberkörper auch einmal ganz nach vorne. Spürst du dann die Brust besser?

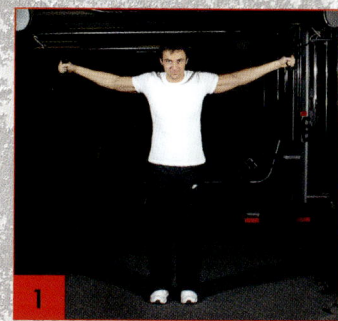

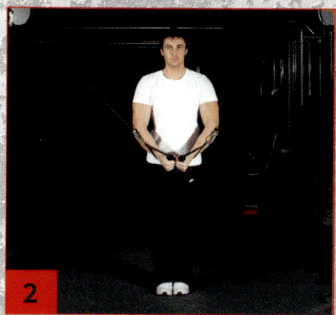

3) Push Flys	Kadenz	TUT	Gewicht
1. Satz 15 WH (zum Aufwärmen)	(1/0/1)	30 Sek.	
2. Satz 12 WH	(1/1/1)	36 Sek.	
3. Satz 12 WH	(1/1/1)	36 Sek.	

Trainingstipp: Achte darauf, die Brust in der untersten Position zu dehnen.

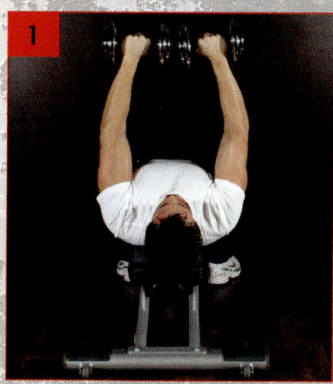

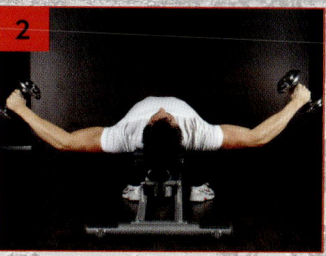

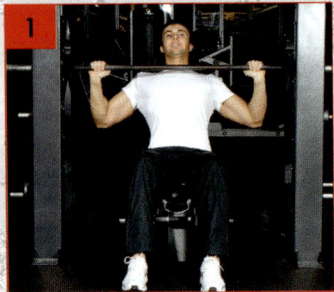

Schulter

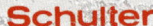

1) Frontdrücken an der Multipresse	Kadenz	TUT	Gewicht
1. Satz 15 WH (zum Aufwärmen)	(1/0/1)	30 Sek.	
2. Satz 12 WH	(1/1/1)	36 Sek.	
3. Satz (3-fach Ergänzungssatz)	(1/0/1)	-	

Trainingstipp: Du kannst die Übung auch an der Schultermaschine machen.

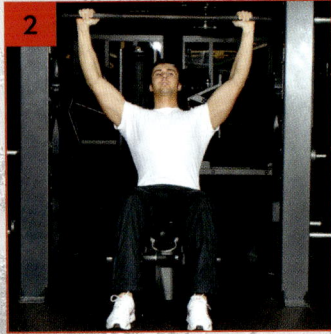

2) Seitheben mit Kurzhantel	Kadenz	TUT	Gewicht
1. Satz 15 WH (zum Aufwärmen)	(1/0/1)	30 Sek.	
2. Satz 12 WH	(1/1/1)	36 Sek.	
3. Satz (3-fach Ergänzungssatz)	(1/0/1)	-	

Trainingstipp: Du kannst die Übung auch am Kabelzug ausführen.

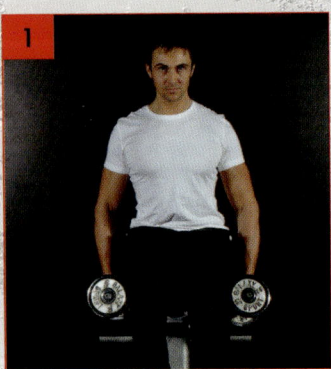

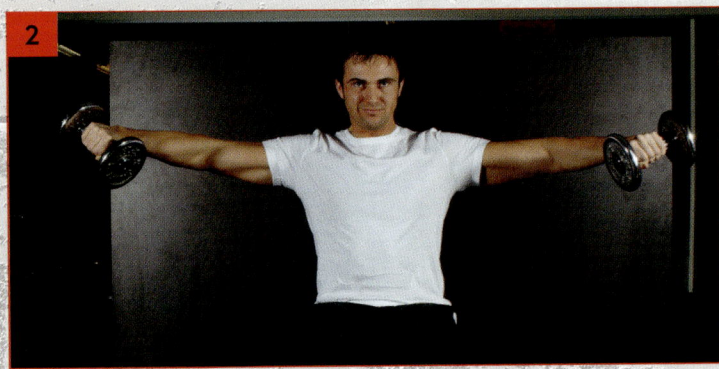

3) Seitheben vorgebeugt	Kadenz	TUT	Gewicht
1. Satz 15 WH (zum Aufwärmen)	(1/0/1)	30 Sek.	
2. Satz 12 WH	(1/1/1)	36 Sek.	
3. Satz (3-fach Ergänzungssatz)	(1/0/1)	-	

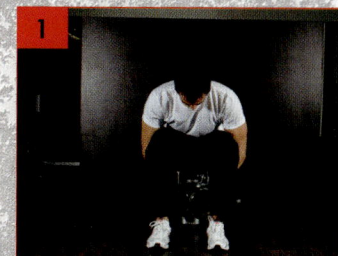

Trainingstipp: Falls du im Studio eine Reverse-Butterfly-Maschine hast, kannst du auch die nutzen.

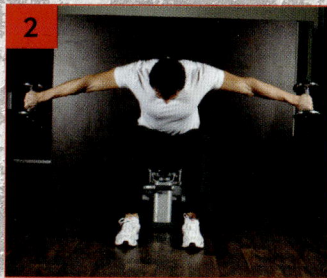

Trizeps

1) Dips auf zwei Bänken	Kadenz	TUT	Gewicht
1. Satz 15 WH (zum Aufwärmen)	(1/0/1)	30 Sek.	
2. Satz 12 WH	(1/1/1)	36 Sek.	

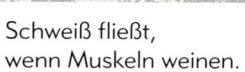

Schweiß fließt,
wenn Muskeln weinen.

Trainingstipp: Bist du richtig stark? Dann führe stattdessen Dips aus.

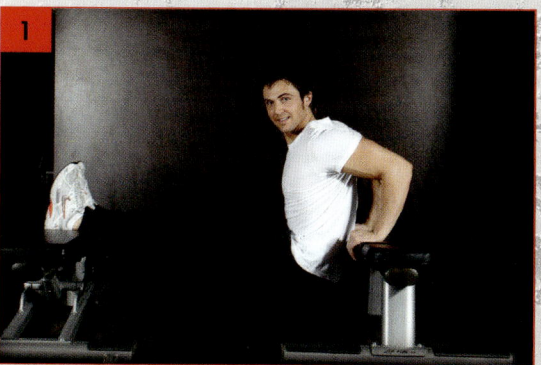

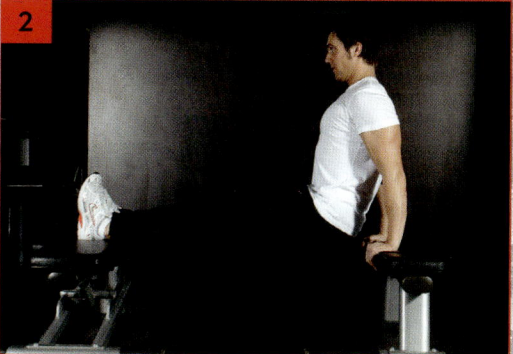

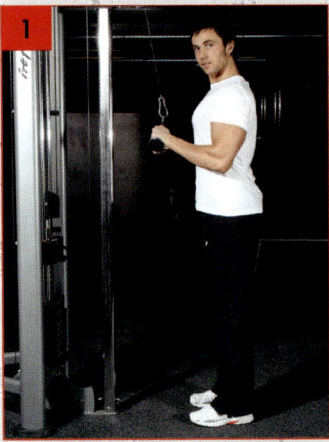

2) Trizepsdrücken am Turm mit Seil	Kadenz	TUT	Gewicht
1. Satz 15 WH (zum Aufwärmen)	(1/0/1)	30 Sek.	
2. Satz 12 WH	(1/1/1)	36 Sek.	
3. Satz (3-fach Ergänzungssatz)	(1/0/1)	-	

Trainingstipp: Halte den Trizeps immer auf Spannung.

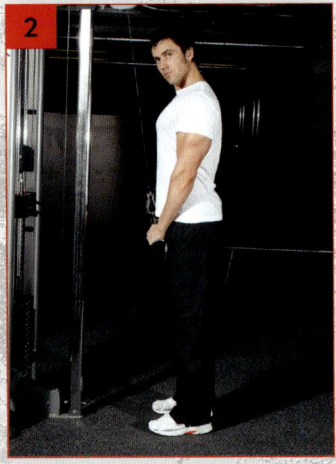

Iss einen Burger, eine große Portion Pommes und trinke dazu einen Softdrink, es wird niemanden interessieren … Wenn du aber in deiner Mittagspause Hühnchen und Gemüsereis aus deiner selbst mitgebrachten Dose isst, werden alle große Augen machen und den Kopf schütteln.

Trainingstag 3 (z. B. Freitag):
Rücken, Bizeps

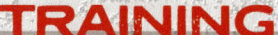

1) Rudern sitzend an Maschine mit Untergriff	Kadenz	TUT	Gewicht
1. Satz 15 WH (zum Aufwärmen)	(1/0/1)	30 Sek.	
2. Satz 12 WH	(1/1/1)	36 Sek.	
3. Satz (3-fach Ergänzungssatz)	(1/0/1)	-	

Trainingstipp: Geht dir der Untergriff zu sehr auf die Unterarme, dann wähle den Obergriff.

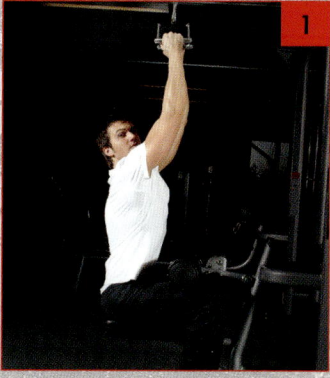

2) Enges Latziehen zur Brust	Kadenz	TUT	Gewicht
1. Satz 15 WH (zum Aufwärmen)	(1/0/1)	30 Sek.	
2. Satz 12 WH	(1/1/1)	36 Sek.	
3. Satz (3-fach Ergänzungssatz)	(1/0/1)	-	

Trainingstipp: Damit Sie Ihren Rücken bis in die Tiefe anspannen können, legen Sie Ihren Daumen oben auf den Griff. Der Daumen soll den Griff nicht umklammern, sondern einfach aufliegen – wie bei einem Joystick mit „Schussfunktion".

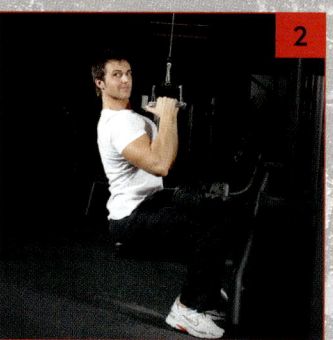

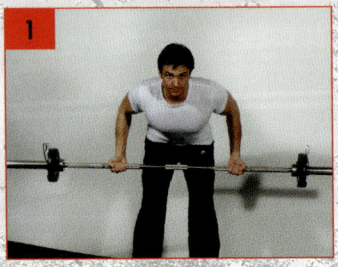

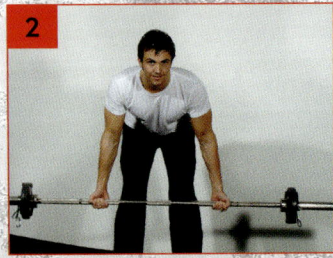

3) Rudern vorgebeugt Langhantel mit Untergriff	Kadenz	TUT	Gewicht
1. Satz 15 WH (zum Aufwärmen)	(1/0/1)	30 Sek.	
2. Satz 12 WH	(1/1/1)	36 Sek.	
3. Satz (3-fach Ergänzungssatz)	(1/0/1)	-	

Trainingstipp: Fass mal eng und mal weit. Wie spürst du den Rücken besser?

Bizeps

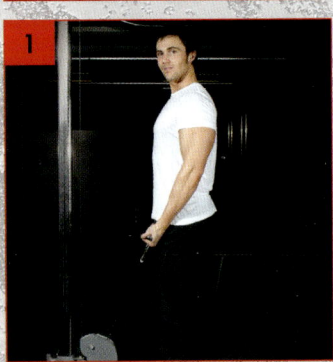

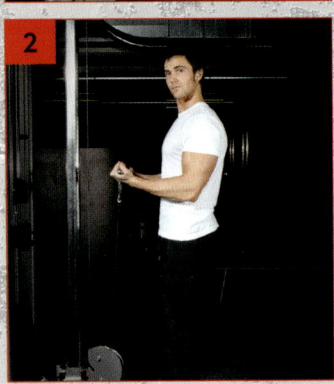

1) Bizepscurls mit kurzer Stange am Seilzug stehend von unten	Kadenz	TUT	Gewicht
1. Satz 15 WH (zum Aufwärmen)	(1/0/1)	30 Sek.	
2. Satz 12 WH	(1/1/1)	36 Sek.	
3. Satz (3-fach Ergänzungssatz)	(1/0/1)	-	

Trainingstipp: Diese Übung kommt auch super an einer Bizepscurlmaschine.

Andreas Kotte und die Körperverwandlung

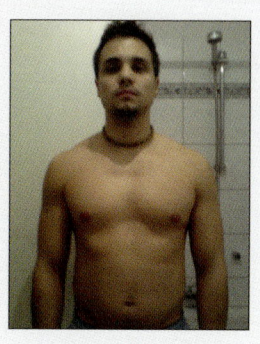

Andreas Kotte habe ich 2010 auf meinem Seminar im Fitness-Studio „Just fit" in Frechen kennengelernt. Andreas besuchte das Seminar zum Erfolgsratgeber „Maximale Fettverbrennung" und war begeistert. Nach dem Seminar kam er zu mir und fragte mich, welche Lizenzen er als zukünftiger Personaltrainer machen sollte. Ich sagte ihm, dass Lizenzen zwar wichtig seien, aber viel wichtiger sei es, dass es in ihm brenne. Er solle selbst durchstarten und ein Vorbild für andere werden. Er fing daraufhin an, sich intensiv mit seinem Körper und seiner Ernährung auseinanderzusetzen und kam zu dem Entschluss, sich gern im Spiegel anschauen zu wollen und dafür alles zu geben.

Andreas hat alles gegeben und dabei gelernt, dass er zwar nicht die Welt, aber durchaus sich selbst verändern kann – und das mit großem Erfolg. Andreas hat die Ratschläge, die er von meinem Seminar für sich mitnehmen konnte, bestmöglich umgesetzt und sich einen völlig neuen Lebensstil angeeignet. Er zeigt, dass Körperverwandlung möglich ist, wenn man den Willen dazu hat!

Dies zeigt er nicht nur an seinem eigenen „neuen" Körper, sondern er coacht mittlerweile auch andere Menschen dabei, den Weg der Körperverwandlung erfolgreich zu gehen. Hierbei setzt er auf eine eiweißreiche Ernährung, sowie intensives Muskeltraining, wodurch das überschüssige Körperfett effektiv abgebaut werden kann. Der durchschnittliche Gewichtsverlust seiner Kunden liegt bei 3–5 kg Körpergewicht im Zeitraum von vier Wochen, was bereits eine beachtliche Veränderung des Körpers darstellt, wenn vorrangig tatsächlich Körperfett abgebaut wird.

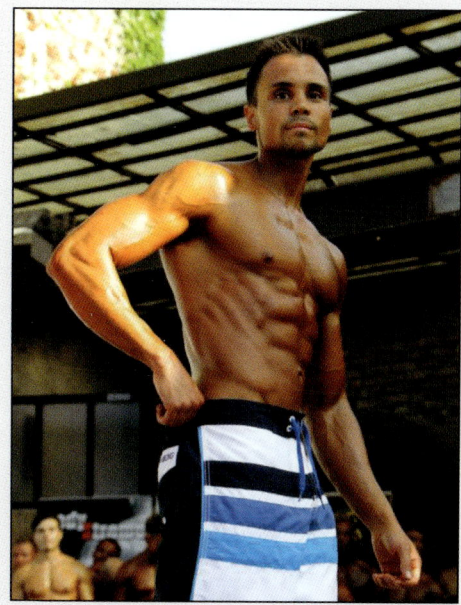

Nach Veröffentlichung dieses Buches wird Andreas an einigen „Physique"-Wettkämpfen teilgenommen haben. Auf seinem ersten Wettkampf belegte er einen hervorragenden 6. Platz bei über 30 Teilnehmern.

Im Frühjahr 2015 traf ich Andreas wieder. Er sprach leise und geheimnisvoll mit mir. Er sagte: „Komm mal mit, ich will dir was zeigen!".
Ich folgte ihm auf den Parkplatz. Er flüsterte: „Ist er nicht schön? Dieses Auto habe ich mir von dem Geld gekauft, das ich durch das Personaltraining verdient habe. Wenn du mich damals nicht motiviert hättest, würde ich immer noch Bus fahren."

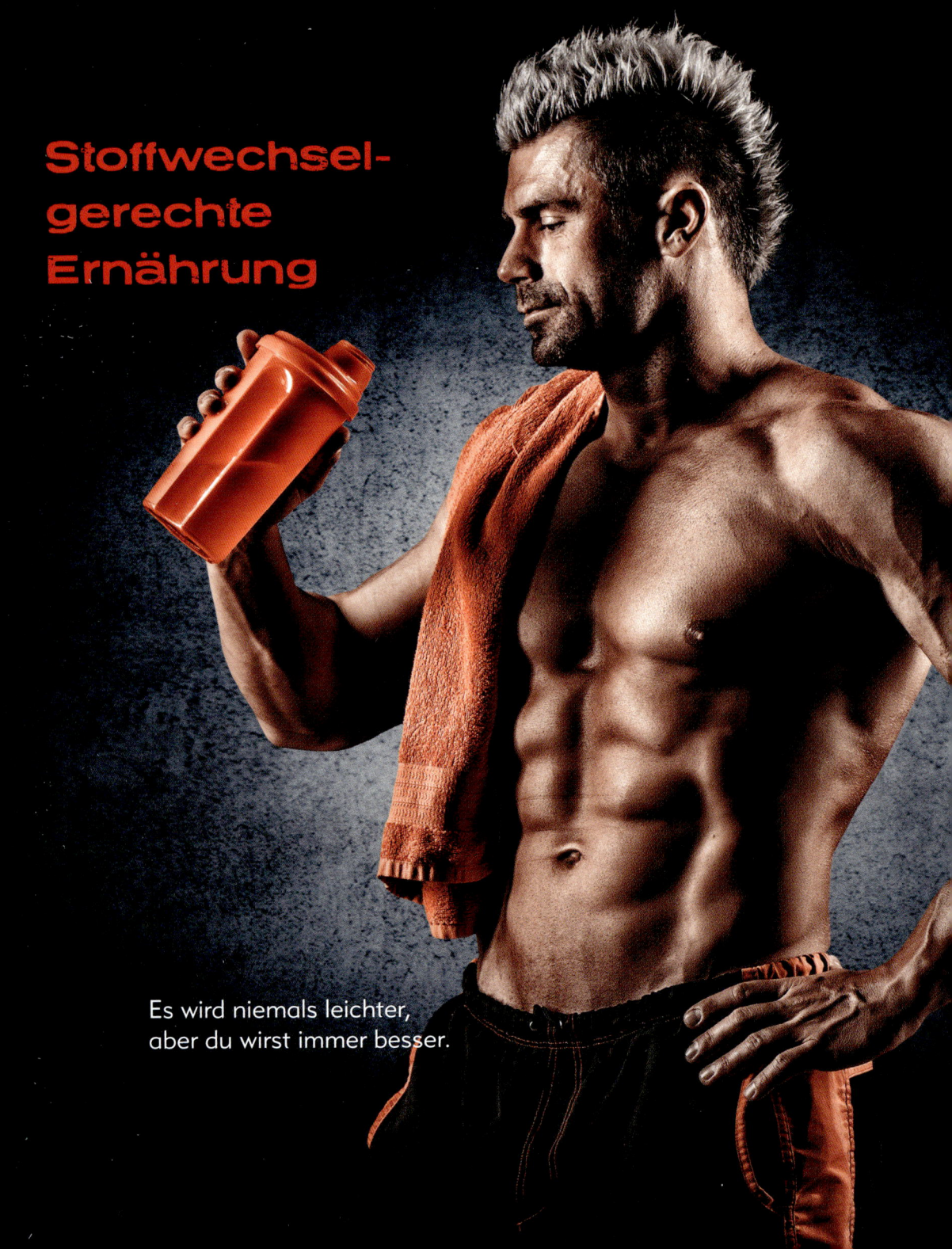

Stoffwechsel-gerechte Ernährung

Es wird niemals leichter,
aber du wirst immer besser.

Die Welt der Nährstoffe

Bevor wir darauf eingehen, welcher Stoffwechseltyp was essen sollte, vorab ein
kleiner Exkurs in die Welt der Nährstoffe. Welcher Nährstoff erfüllt welche Aufgabe:

Energieliefernde Nährstoffe	Aufgaben im Körper	Mangelzustände	„Sportliche" Nahrungsquellen	Besonderheiten
Eiweiß bzw. synonym **Protein** (Proteos = das Erste oder: Ich nehme den ersten Platz ein.) 4,1 kcal/g Aminosäuren sind die sogenannten Bausteine des Eiweiß.	Aufbau der Körperzellen Muskelaufbau Enzymbildung Stärkung des Immunsystems Wichtig für Haut, Haare, Nägel, Körperstraffung Regelung des Appetits Hormonbildung, z. B. das Glückshormon Serotonin, Verhinderung des Abbaus von Muskelmasse bei starker körperlicher Beanspruchung	Störungen der körperlichen u. geistigen Entwicklung, Störungen der Leistungsfähigkeit, Nachlassen der Widerstandsfähigkeit, Abbau von Muskelmasse, Bindegewebsschwäche/Cellulite, Brüchige Nägel Wie Eiweiß allgemein	Fettarmes Fleisch (Geflügel, Filet vom Schwein, Rind), Fettarme Milchprodukte, Sojaprodukte, Weizenkeime, Eiweißkonzentrate (Vorteil = sehr geringer Fettanteil sowie kaum Cholesterin und Purin) Aminosäurenprodukte (Bausteine des Eiweiß) Eiweißshakes	Eiweiß ist lebensnotwendig. Da es nicht gespeichert werden kann, ist die regelmäßige Zufuhr besonders wichtig, um sportlich aktiv sein zu können. Kein Leben ohne Eiweiß. Eiweiß erhöht den Stoffwechsel Macht Satt Sie werden direkt vom Körper ohne Verdauungsverluste aufgenommen = Schnelle Resorption

Energieliefernde Nährstoffe	Aufgaben im Körper	Mangelzustände	„Sportliche" Nahrungsquellen Supplemente	Besonderheiten
Fett 9,3 kcal/g	Energielieferant, Lieferant der essentiellen Fettsäuren, Träger der fettlöslichen Vitamine	Untergewicht, Vitaminmangel der fettlöslichen Vitamine, ekzematöse Hautkrankheiten, Fettstoffwechselstörungen	Olivenöl, Rapsöl, Fisch (z. B. Lachs), Leinsamen, Fischölkapseln (Omega-3-Fettsäuren), CLA (konjugierte Linolsäure)	Besonders wichtig ist das richtige Verhältnis von Omega-3- zu Omega-6-Fettsäuren. Heute werden zu wenig essentielle Omega-3-Fettsäuren aufgenommen.

Energieliefernde Nährstoffe	Aufgaben im Körper	Mangelzustände	„Sportliche" Nahrungsquellen Supplemente	Besonderheiten
Kohlenhydrate (Das einfachste Kohlenhydrat ist der Traubenzucker = Dextrose) 4,1 kcal/g	Energielieferant für Muskeln und Gehirn	Lebensbedrohliche Mangelzustände sind beim gesunden Menschen nicht bekannt, da Kohlenhydrate nicht lebensnotwendig sind. Hochleistungssportler kennen allerdings den „Hungerast", wenn nach intensiver Anstrengung die Speicher leer sind.	Obst und Gemüse, Haferflocken, Vollkorngetreideprodukte	Personen, die Gewicht verlieren möchten, sollten den Kohlenhydratkonsum einschränken. Personen, die keine Gewichtsprobleme haben und intensiv Sport treiben, müssen ihre Kohlenhydratzufuhr nicht beschränken.

Wichtige Nährstoffe ohne Kalorien	Aufgaben im Körper	Mangelzustände	„Sportliche" Nahrungsquellen Supplemente	Besonderheiten
Vitamine	Regelung von Stoffwechsel- abläufen „Zündkerzen" des Stoff- wechsels	Beeinträchtigung der Stoffwechsel- funktionen, Vitaminmangel- Krankheiten	Obst und Gemüse, Voll- kornprodukte, Fettarme Milchprodukte, Fettarmes Fleisch = nicht verarbeitete Lebensmittel, Vitamindrinks, Vitaminkapseln	Ein Vitamin- mangel kann erst sehr spät erkannt werden. Gesundheitsori- entierte Sportler sollten daher aufgrund des hö- heren Bedarfes grundsätzlich auf ausgewogene Ernährung plus Vitaminergän- zung achten.

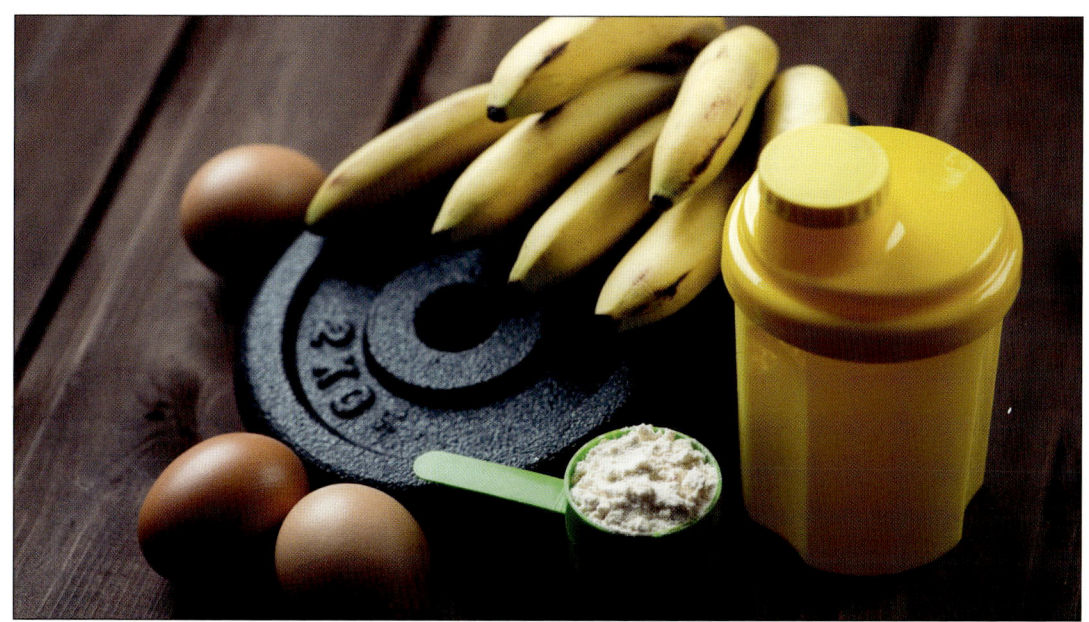

Wichtige Nährstoffe ohne Kalorien	Aufgaben im Körper	Mangelzustände	„Sportliche" Nahrungsquellen Supplemente	Besonderheiten
Mineralstoffe/ Spurenelemente	Aufbau und Erhalt des Körpers, Regelung von Stoffwechselabläufen, Steuerung des Wasserhaushalts, Übertragung von Reizen an die Muskulatur (z. B. Calcium für die Muskelkontraktion)	Abbau von Körpersubstanz, Spezifische Mangelerkrankungen (Osteoporose), Krämpfe, Störungen des Wasserhaushaltes	Obst, Gemüse und Salat, Mineralstoffreiches Mineralwasser (kein Tafelwasser verwenden), Fettarme Milchprodukte, Mineraldrinks, Mineralkapseln	Ein Magnesiummangel lässt sich schnell anhand von Krämpfen erkennen. Ein Calciummangel wird erst spät erkannt (Osteoporose). Besonders Frauen, die oft Diät halten, sollten Calcium und Zink ergänzen.
Ballaststoffe (Die meisten Ballaststoffe liefern keine Energie.)	Verdauungsfördernde Wirkung, Verhütung von Darmerkrankungen, Vermeidung von Funktionsstörungen im Darmtrakt, langanhaltende Sättigung	Verdauungsstörungen, Begünstigung der Entstehung von Darmerkrankungen, Begünstigung der Entstehung von Stoffwechselstörungen und -erkrankungen	Vollkornprodukte, Leinsamen, Obst, Gemüse und Salat	Ballaststoffe galten lange Zeit als unnötiger Ballast. Mittlerweile gilt dies als überholt. Außerdem sorgen sie für einen langsamen Blutzuckeranstieg und helfen dadurch, Heißhungerattacken zu vermeiden. Diäten können besser durchgehalten werden

Wichtige Nährstoffe ohne Kalorien	Aufgaben im Körper	Mangelzustände	„Sportliche" Nahrungsquellen Supplemente	Besonderheiten
Wasser	Transport- und Lösungsmittel für Nährstoffe etc., Aufbau und Erhalt von Körperzellen, Ausscheidung harnpflichtiger Substanzen	Zurückhalten harnpflichtiger Substanzen, Bluteindickung bis hin zum Kreislaufversagen, Mangel an Nährstoffen, Nachlassende Kontraktionsfähigkeit des Muskels, Rückgang der Leistungsfähigkeit, Kopfschmerzen	Mineralwasser, Tee, Kaffee, Wassereiche Lebensmittel wie Obst und Gemüse	Die meisten Menschen trinken zu wenig. Sportler sollten mindestens 2,5 l am Tag trinken. Probieren Sie verschiedene Getränke sowie Getränketemperatur aus, um herauszufinden, welches Getränk Sie in großen Mengen trinken können. Besonders die kalorienarmen Fitnessgetränke bieten eine geschmacklich angenehme Alternative zu Mineralwasser.

ERNÄHRUNG

Nahrungsergänzungen für die einzelnen Körpertypen

Schlanker Körpertyp

Was	Wann	Warum	Wie viel
Weight Gainer	Täglich zwei Shakes! Zweites Frühstück und am Nachmittag/Abend	Weight Gainer enthalten Nährstoffe zur Gewichtszunahme	Bis 80 kg Körpergewicht 2 x 100 g in 400 ml Vollmilch Über 80 kg Körpergewicht 2 x 150 g in 500 ml Vollmilch
Zellvoluminizer	Nach jedem Training und jeden Morgen vor dem Frühstück	Zellvoluminizer enthalten viele schnelle Kohlenhydrate und Creatine. Diese Nährstoffe „pumpen" die Muskeln maximal auf	40 g in 300 ml Wasser mixen. Pro Portion sollten 5 g Creatine enthalten sein
Kohlenhydrat-Eiweißriegel	Zwischendurch als Snack	Schnelle Energie und Baustoff für das Muskelwachstum	Zwei Riegel mit je 60–100 g Gesamtgewicht

Weight Gainer – Der Bodybuilder

Nährstoffgruppe: Gewichtszunahmeprodukt

Ernährungszweck:
- Bereitstellung von Trainingsenergie
- Liefert zusätzliche Kalorien im richtigen Nährstoffverhältnis zum Aufbau von Körpergewicht

Sogenannte „Hardgainer" oder schlanke Körpertypen, die trotz hoher Kalorienzufuhr nicht zunehmen können, sollten die Weiterentwicklung der Weight Gainer, sogenannte „Mega Gainer" nutzen. Diese haben den Vorteil, dass aufgrund ihrer Löslichkeit fast die doppelte Menge Pulver in die gleiche Menge Milch eingerührt werden kann. Ein Shake hat dann 750 kcal. Selbst Personen mit einem besonders schnellen Stoffwechsel sollten durch diese besonderen Gainer zunehmen können. Außerdem enthalten diese Produkte alle lebenswichtigen Vitamine, Mineralstoffe und Spurenelemente in ausreichender Menge.

Zellvoluminizer

Ernährungszweck: Zunahme von Muskulatur und Kraft

Woraus bestehen Zellvoluminizer?
Gute Zellvoluminizer enthalten eine „Transportmatrix" aus Kohlenhydraten (Dextrose), sowie Creatine, Glutamin, Protein, BCAA, freie Aminosäuren, Kalium und weitere Mikronährstoffe. Diese Nährstoffe werden in der Muskulatur gespeichert und erhöhen den festen Bestandteil der Muskelzelle.

Hauptfunktion:
Grundsätzlich hat der Körper zwei Wasserspeicher, innerhalb und außerhalb der Muskulatur. Wer prall aussehen möchte, muss so viel Wasser wie nur möglich in die Muskulatur einspeichern. Einfach mehr trinken reicht natürlich nicht. Es müssen feste Bestandteile in die Muskulatur eingelagert werden, die Wasser speichern und dadurch die Zelle maximal aufpumpen.
Da der Körper immer versucht, einen Druckausgleich zu schaffen (Homöostase), wird mehr Wasser eingelagert. Das Ergebnis ist eine prallere und dickere Muskulatur. Besonders beim Bankdrücken macht sich dieser Effekt schnell bemerkbar. Der Arm wird dicker und dadurch verbessert sich das Hebelverhältnis, es kann mehr Gewicht gedrückt und der Muskel mehr zum Wachstum gereizt werden.
Damit diese gewollte Wassereinlagerung gut funktioniert, ist Insulin notwendig. Dies wird durch die in Zellvoluminizern enthaltenen Kohlenhydrate (Transportmatrix) verstärkt ausgeschüttet.
Eine Portion des traditionellen Zellvoluminizer enthält 3–5 g Creatine.

Kohlenhydrat-Eiweißriegel

Schnelle und einfache Deckung des Energie- und Eiweißbedarfes zum Muskelaufbau.
Riegel für Bodybuilder haben einen höheren Eiweißanteil als Riegel für Fitnesssportler. Sie bieten eine gute Alternative gegenüber herkömmlichen Snacks. Achte beim Kauf darauf, dass die Riegel mindestens 25 % Eiweiß enthalten. Zurzeit sind Riegel mit einem Anteil von bis zu 50 % erhältlich.
Beim Muskelaufbau solltest du immer Eiweißriegel als Notration griffbereit haben.
Für die Zufuhrmenge gibt es keine allgemein gültige Menge. Bitte sieh diese Produkte als gesunde Snacks an.

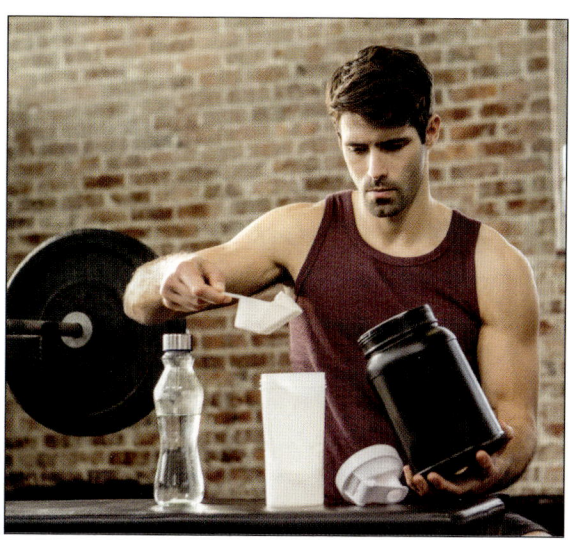

Athletischer Körpertyp

Was	Wann	Warum	Wie viel
Whey Protein (wird schnell aufgenommen)	Täglich: Morgens und nach dem Training bzw. am Nachmittag	Versorgung der Muskulatur mit Bausteinen	Bis 80 kg Körpergewicht: 30 g in 250 ml Wasser. Über 80 kg Körpergewicht 40 g in 300 ml Wasser.
NO Booster (Preworkout-booster)	Nur vor dem Training	Das enthaltene Arginin, Kohlenhydrate und Coffein sorgen für mehr Energie, Pump und Trainingsfokus	Bitte Zufuhrempfehlung des Produktes beachten
Maltodextrin	Nach dem Training zusammen mit dem Whey Protein	Auffüllung der entleerten Energiespeicher. Muskelwachstum	Pro Trainingsminute 1 g Maltodextrin, ca. 60 g.

Molkeneiweiß (WHEY)

Die Bezeichnung Whey findet man auf vielen Produkten. Whey kommt aus dem englischen und bedeutet Molkeneiweiß. Molkeneiweiß wird in Fitnessmagazinen und in der Produktwerbung als das beste und biologisch hochwertigste Eiweiß für Sportler beschrieben.

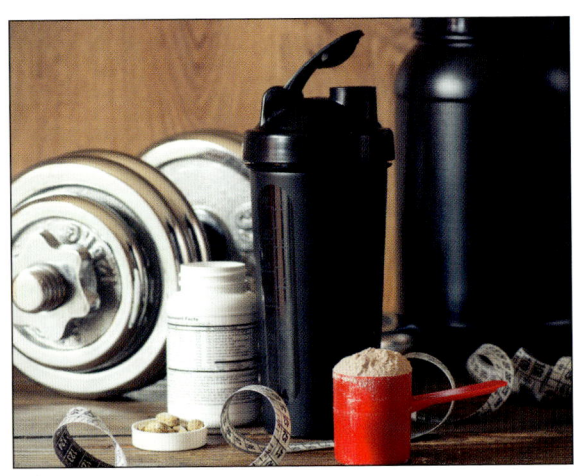

Beim Kauf von Molkeneiweiß sollte man darauf achten, die neueste Generation von Molkeneiweiß zu wählen. Hierbei handelt es sich um sogenannte Cross Flow Microfiltrated (CFM) Molkeneiweißisolate. Die Endung „Isolat" bedeutet, dass es sich um eine reine Eiweißquelle mit einen Eiweißanteil von über 90 % in der Trockenmasse handelt. Der Fett- und Milchzuckeranteil ist sehr niedrig, er liegt bei unter 1 %.

Molkeneiweiß wird viel schneller vom Körper aufgenommen als Milcheiweiß. Dies liegt an der guten Löslichkeit und daran, dass Molkeneiweiß im Gegensatz zu Milcheiweiß im Magen-Darm-Trakt nicht gerinnt und ein Gel bildet.

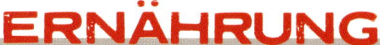

Aus dieser Besonderheit ergeben sich zwei optimale Zufuhrzeitpunkte:
Morgens nach dem Aufstehen liegt ein besonders niedriger Aminosäurenspiegel vor, da während der Nacht keine Proteine zugeführt worden sind. Damit es nicht zu einer abbauenden Stoffwechsellage kommt, ist jetzt eine rasche Versorgung mit schnell verfügbaren Aminosäuren (Eiweißbausteine) nötig.
Die nächste Situation, in der es darauf ankommt, möglichst rasch schnell verfügbare Aminosäuren der Muskulatur zuzuführen, ist direkt nach dem Training. Anstrengendes Hanteltraining kann zum Abbau von Muskeleiweiß führen. Um einen Muskelmasseverlust zu verhindern, sollten der Muskulatur schnell verfügbare Aminosäuren zugeführt werden.

NO Booster

Die englische Abkürzung NO heißt nicht »Nein«, sondern »Nitrogenoxid«.
Nitrogen heißt auf Deutsch Stickstoff. Oxid kommt von Sauerstoff. NO ist ein natürliches Gas aus Stickstoff und Sauerstoff. Es sorgt für eine Erweiterung der Gefäße. Dadurch entsteht der angenehme Pumpeffekt beim Training. Der Körper bildet dieses Gas aus Arginin. Je mehr Arginin, desto besser der Pump.
Arginin ist eine Aminosäure, die z. B. auch in Nüssen vorkommt. Meistens sind auch Creatine, Coffein, Aminosäuren und Kohlenhydrate enthalten, optimal also vor dem Training für maximalen Pump.
Eine verbesserte Durchblutung und Sauerstoffversorgung hilft dir auch beim Fettabbau.

Weitere Effekte von Arginin:
• Senkung des Blutdrucks
• verbessertes Immunsystem
• Bildung von körpereigenen Hormonen
• NO-Booster spürst du meistens nach einigen Tagen. Es ist kein Medikament oder Wundermittel. Es nutzt lediglich rein physiologische Vorgänge. Es genügt, wenn du es nur an Trainingstagen nimmst. Je nach Funktion deines Enzymsystems kann es vielleicht fünf Trainingseinheiten dauern, bis du einen Effekt spürst.

Maltodextrin

Maltodextrin ist ein geschmacksneutrales Kohlenhydrat. Nach dem Training hebt es den Insulinspiegel an und reduziert damit das katabole Cortisol. So kann der Muskel nach dem Training mit den Aufbauvorgängen starten.

Kräftiger Körpertyp

Was	Wann	Warum	Wie viel
Milcheiweiß (Casein) bzw. Mehrkomponenteneiweiß	Am Abend bzw. nach dem Training als Zwischenmahlzeit	Sättigt gut und versorgt die Muskulatur	Zwei Shakes pro Tag. Bis 80 kg Körpergewicht 30 g in 300 ml Wasser. Über 80 kg Körpergewicht 40 g in 350 ml Wasser.
Thermoburner	Jeden Morgen und am Nachmittag	Regt den Stoffwechsel bzw. die Fettverbrennung an	Je nach Zufuhrempfehlung des Produktes zweimal täglich
BCAA	Vor und nach dem Training	Schutz der Muskulatur vor Abbau und Anregung der Fettverbrennung	Pro 10 kg Körpergewicht 1 g BCAA vor und nach dem Training

Milcheiweißkonzentrate

Milcheiweiß wird häufig auch als Casein bezeichnet. Casein ist die größte Fraktion (Bestandteil) der Milchproteine. Da die biologische Wertigkeit von Casein nur bei ca. 70 liegt, sollte man beim Kauf eines Milchproteinkonzentrates darauf achten, dass außerdem Eiprotein (Albumin) zugesetzt worden ist. Der Zusatz von Eiprotein wertet die Aminosäurenbilanz auf, sodass sich eine biologische Wertigkeit von 100 ergibt.

Milcheiweiß ist ein „langsames" Protein. Da das Milchweiß im Magen gerinnt, kommt es zu einer langsameren und dauerhafteren Versorgung der Muskulatur mit Eiweiß (time released). Es macht sehr gut satt.

Der entscheidene Punkt ist, dass Abbauvorgänge im Körper reduziert werden können. Besonders Personen, die nicht alle zwei bis drei Stunden essen können oder wollen, profitieren von Milcheiweiß. Im Magen-Darm-Trakt gerinnt das Milcheiweiß und bildet ein Gel. Dieses Gel verhindert eine schnelle Aufspaltung in Aminosäuren. Dementsprechend kann Milcheiweiß bis zu sieben Stunden den Organismus mit Aminosäuren versorgen, ohne den Organismus zu belasten.

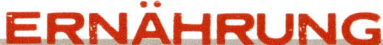

Thermoburner Kapseln = Fatburner

Die Inhaltsstoffe dieses Fatburners verstärken die Produktion des Fettverbrennungsenzyms Hormonsensitive Lipase. Die Wirkung dauert bei regelmäßiger Zufuhr über 24 Stunden an.

Die wichtigsten Inhaltsstoffe

Grüner-Tee-Extrakt: Grüner Tee ist seit längerem für seine immunstärkende und antioxidative Wirkung bekannt. Von besonderem Interesse sind die in dem Extrakt enthaltenen Polyphenole (einschließlich Epigallocatechin-Gallat, EGCG) und Koffein. Eine im American Journal of Clincal Nutrition" publizierte Studie zeigte, dass Energieverbrauch und Fettoxidation beim Menschen über einen 24-Stunden-Zeitraum gesteigert werden konnte. Die thermogenen Eigenschaften von grünem Tee sind auf seinen EGCG-Gehalt zurückzuführen. Eine andere kürzlich durchgeführte Studie sprach von einem Synergieeffekt zwischen Catechin-Polyphenol und Koffein als Zutaten von grünem Tee und deren Thermogensesteigernde Wirkung. Zur Erklärung: Thermogenese heißt, der Körper produziert mehr Wärme. Dazu verbraucht er mehr Energie als üblich. Die Fettverbrennung wird angeregt.

Cayenne-Pfeffer: Dank seines aktiven Inhaltsstoffes Capsaicin verfügt Cayenne-Pfeffer im Hinblick auf Stoffwechsel und Thermogenese über eine Reihe einzigartiger Eigenschaften.
Der positive Thermogense-Effekt ist in erster Linie damit zu erklären, dass Capsaicin das sympathetische Nervensystem anregt und somit die Ausschüttung von Epinephrin und Norepinephrin. Diese beiden Hormone sind die Auslöser zur Bildung der Fettverbrennungsenzyme. Das Resultat ist ein beschleunigter Energiestoffwechsel, eine gesteigerte Kalorienverbrennung und ein spürbares Wärmegefühl.

Empfehlung

Bitte beachte unsere Ernährungs- und Trainingshinweise in diesem Ratgeber. – Sorry, aber nur Schlucken bringt keinen Effekt! Die hier beschriebenen Nahrungsergänzungen auf Grünteebasis haben nur in sehr seltenen Fällen Nebenwirkungen wie leichte Nervosität. Gefährlich sind jedoch Burner mit Ephedrin. Da kann es nur heißen: Finger weg! Fatburner auf Grünteebasis sind für Männer und Frauen gleichermaßen geeignet!

BCAA — Antikataboler Schutz

Was sind BCAA?

Zu den BCAA (Branched Chain Amino Acids) oder auch verzweigtkettige Aminosäuren zählen die essentiellen Aminosäuren:

- Leucin
- Isoleucin
- Valin

Essentiell bedeutet, dass der Körper diese Aminosäuren nicht selbst herstellen
kann und auf die Zufuhr durch Nahrungsproteine angewiesen ist.

Besonderheiten

Für den Sportler nehmen Sie aus verschiedenen Gründen eine Sonderstellung ein.

- 35 % der Gesamtmenge der BCAA im Körper kommen in der Muskulatur vor
- Direkte Aufnahme in die Muskulatur
- Muskelproteinsynthese-Fördernde Wirkung besonders bei Einnahme
  nach dem Training
- Proteinabbau-mindernde Wirkung
- Anregung der Insulinausschüttung durch Leucin ohne Beeinflussung des
  Blutzuckerspiegels
- Erhöhung der Wachstumshormonausschüttung
- Energiebereitstellung im Ausdauersport
- Verminderte Bildung von Milchsäure (Laktat)

Einsatzgebiete

- Bodybuilding: Schutz der Muskulatur vor Abbau während einer Diät,
  anabole Wirkung

Wirkung

Das Besondere an BCAA ist, dass sie eine Proteinabbaumindernde Wirkung haben. Unter Belastung werden nicht nur Kohlenhydrate, sondern auch Aminosäuren, insbesondere Leucin, abgebaut. Wird genügend Leucin zugeführt, wird kein
wertvolles Muskelprotein als Energie verstoffwechselt. In der Reduktionsdiät ist
es daher besonders wichtig, genügend BCAA zuzuführen, um Muskelabbau zu
verhindern. Man bezeichnet diese Eigenschaft auch als antikatabole Wirkung.
Weiterhin wird berichtet, dass BCAA vor Muskelmasseverlust während einer Diät
schützt.

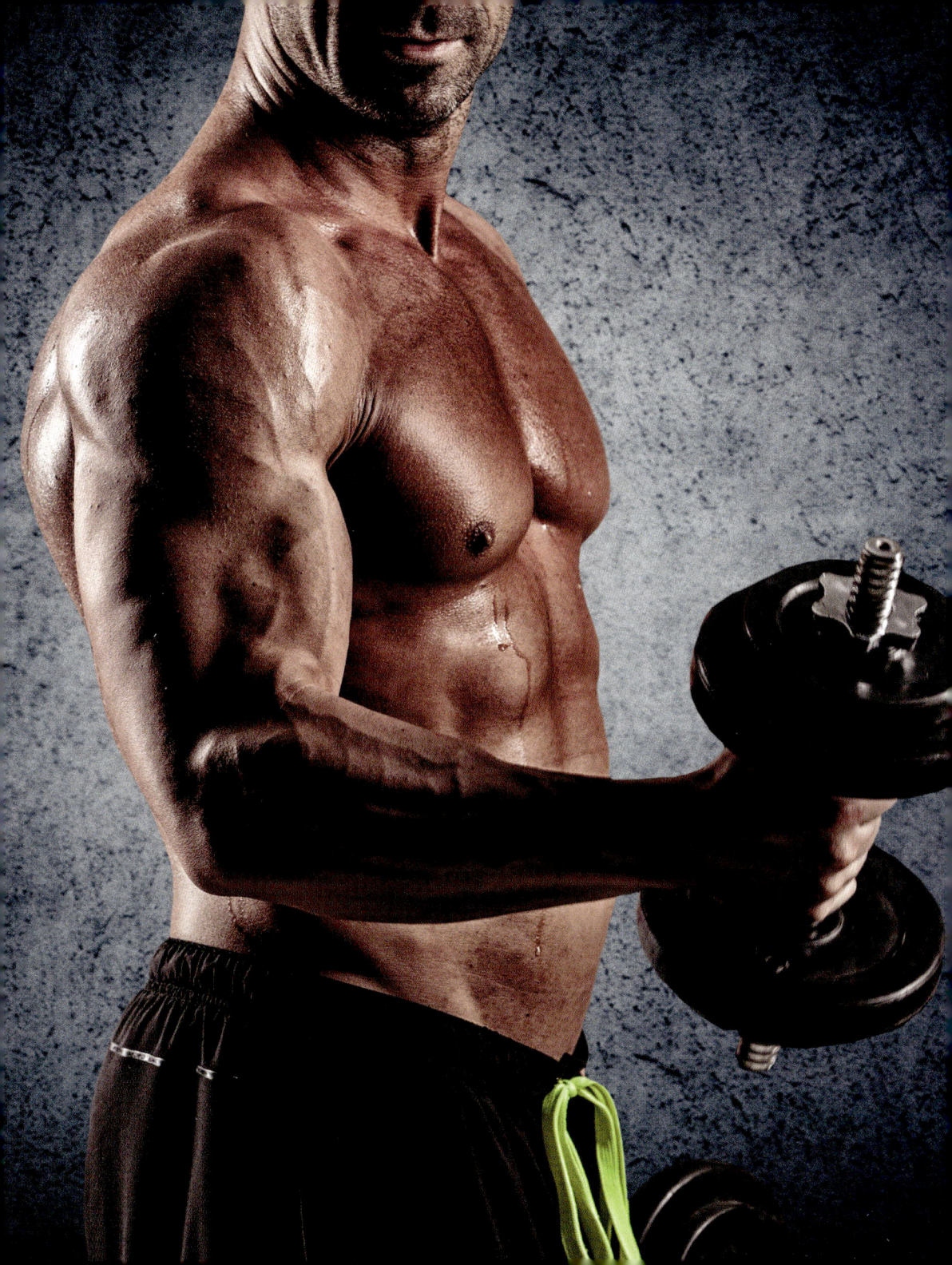

Makronährstoffempfehlungen für die einzelnen Körpertypen

Ektomorphe Männer wandeln Kohlenhydrate eher in Energie um als in Fett. Ganz anders der Endomorphe, er speichert Kohlenhydrate eher als Fett. Nachfolgend findest du deshalb eine Tabelle mit Makronährstoffempfehlungen für die einzelnen Körpertypen.

Es gilt allerdings für alle: Täglich 1 Liter Wasser pro 20 kg Körpergewicht.
Weiter hinten im Buch findest du außerdem einen einfachen Ernährungsbaukasten.

Diese Vorgaben werden vor allem denjenigen unter euch helfen, die bereits eine Ernährungs-App nutzen:

Menge / Körpertyp	Ektomorph Aufbau	Ektomorph Definition	Mesomorph Aufbau	Mesomorph Definition	Endomorph Aufbau	Endomorph Definition
g Kohlenhydrate pro kg Körpergewicht	6–7	1–3	5–6	1–2	3–4	1–1,5
g Fett pro kg Körpergewicht	1	0,6–0,8	1	0,6–0,8	1	1
g Eiweiß pro kg Körpergewicht	2	2,5–3	2	2,5–3	2	2,5–3

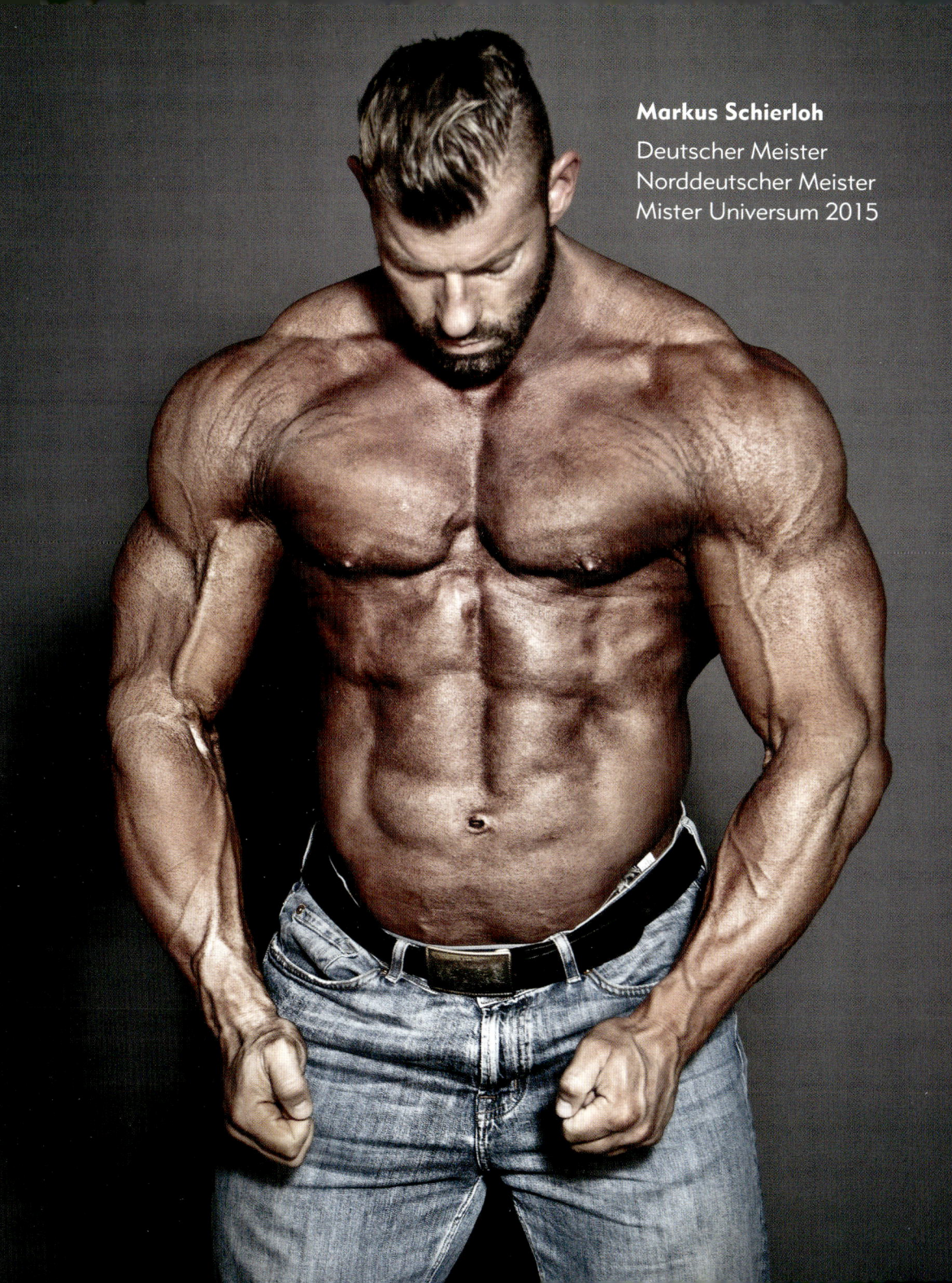

Markus Schierloh

Deutscher Meister
Norddeutscher Meister
Mister Universum 2015

MEINE HELDEN

Mein Held – Marcel Herz

Marcel und ich kennen uns von der Fibo 2013 und wir waren auch schon gemeinsam in einigen Videointerviews zu sehen.

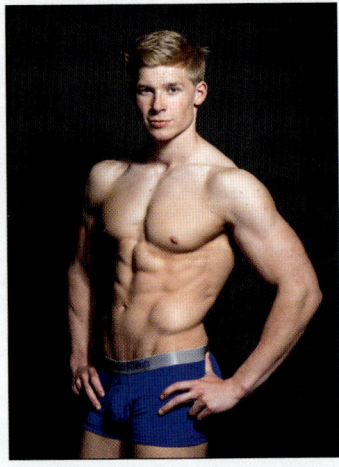

Steckbrief von Marcel Herz
Dreifacher Deutscher Meister im Bodybuilding

Geboren am: 13.01.1991
Größe: 185 cm
Gewicht: OFF-Season (Diesjähriges Ziel 100kg)
Gewicht: Wettkampf Bisher 80–82 kg
Lieblingsessen: Chinesisch, All-You-Can-Eat-Buffet
Lieblingsathlet: Arnold Schwarzenegger
Hobbies: Mein Hund, Kochen, Training

Hast du vor dem Fitnesstraining einen anderen Sport betrieben?

Auch bevor ich mich im Fitness-Studio angemeldet habe, war ich schon immer sehr an jeder Art von Sport interessiert. Ausprobiert habe ich z. B. Judo, Squash, Leichtathletik, Basketball. Allerdings konnte ich mich nie lange für eine Sportart begeistern. Ich habe mich ursprünglich wegen einer Rückenerkrankung (Mb. Scheuermann) und meines Übergewichts im Fitness-Studio angemeldet.

Wie sehen deine langfristigen Ziele aus?

Im Vordergrund meiner Ziele steht vor allem, körperlich fit und gesund zu bleiben. Ich strebe einen maximalen Muskelaufbau auf natürlichem Wege an, um im Natural Bodybuilding weiter erfolgreich zu sein.

Sind andere Männer neidisch, wenn sie deinen Körper sehen?

Neid ist, glaube ich, nicht das richtige Wort. Ich hoffe eher, dass ich anderen Athleten mit ähnlichen Zielen ein Beispiel sein kann, was man durch Disziplin, Ehrgeiz und das richtige Wissen erreichen kann.

Wann hast du dich dazu entschieden, an Wettkämpfen teilzunehmen und warum?

Durch meinen Trainer und Freund Markus Degenhardt habe ich sehr schnell viel über Wettkämpfe erfahren und ich habe mitbekommen, wie er Weltmeister geworden ist. Dieser Ehrgeiz und das Ergebnis, das man erreichen kann, haben mich so fasziniert.

Was verstehst Du unter „richtigem Krafttraining"?

Zu richtigem Krafttraining gehört für mich nicht, so viel Gewicht wie möglich zu Stemmen. Man muss vielmehr ein gutes Muskelgefühl aufbauen, um jede einzelne Wiederholung konzentriert zu bewältigen und sich mental intensiv auf das Training vorzubereiten.

Wie sieht ein typisches Training aus?

Ein typisches Training besteht bei mir aus genügend Erwärmungssätzen, Übungen mit niedrigen Wiederholungszahlen (6–8), 12–15 Wiederholungen, aber auch mit hohen Wiederholungszahlen 20–30 und mehr.

Bleibt denn da überhaupt noch Zeit für Hobbys?

Neben meinem Training nehme ich mir immer reichlich Zeit für meine Familie, meinen Hund und meine Freunde. Das ist mir wichtig, da sie mir den Halt geben, den ich brauche.

Trainingsbeispiel:
Brusttraining

Übung	Wdh.	Sätze
Schrägbank Langhanteldrücken	6–8 Wdh.	3 Sätze
Schrägbank Kurzhanteldrücken	12–15 Wdh.	3 Sätze
Flachbank Langhanteldrücken	6–8 Wdh.	3 Sätze
Dips	Bis versagen	3 Sätze
Cablecross	30+	1 Satz

Diät-Beispiel:

Mahlzeit		EW	KH	Fett	kcal
1	Frühstück	83	113	19	970
2	Hühnchen mit Reis (100 g)	57	78	5	599
3	Hühnchen mit Reis (100 g)	57	78	5	599
	Training				
4	Post-Workout-Nutrition (100 g Dextrose, Builder + Whey)	45	97	2	601
5	1 Brot (Roggenvollkorn), 1 Ei (3+2), Kochschinken (2) und 1 Shake	48	36	18	506
6	Quark, Casein und 1 EL Distelöl	54	13	11	374
Gesamt	6 Mahlzeiten	344	415	60	3649

Verwendete Supplemente: Whey | Casein | Creatin | BCAA | Glutamin | ZMA | Amino Energy

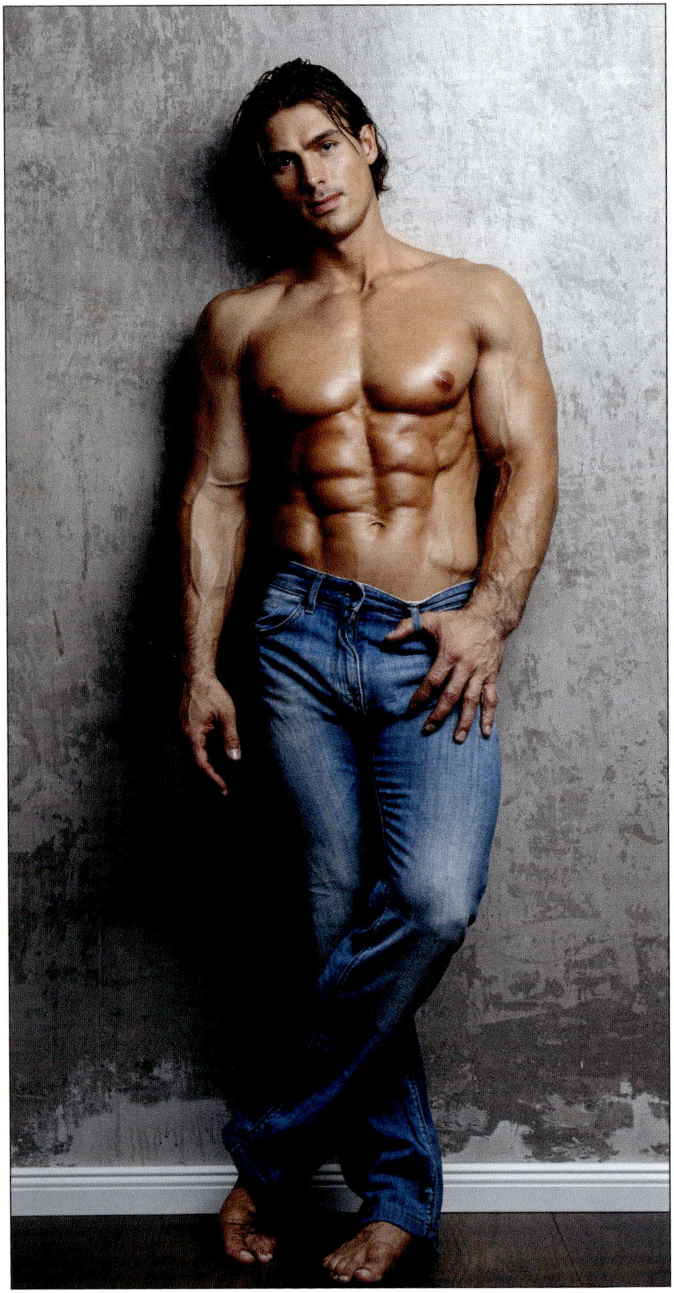

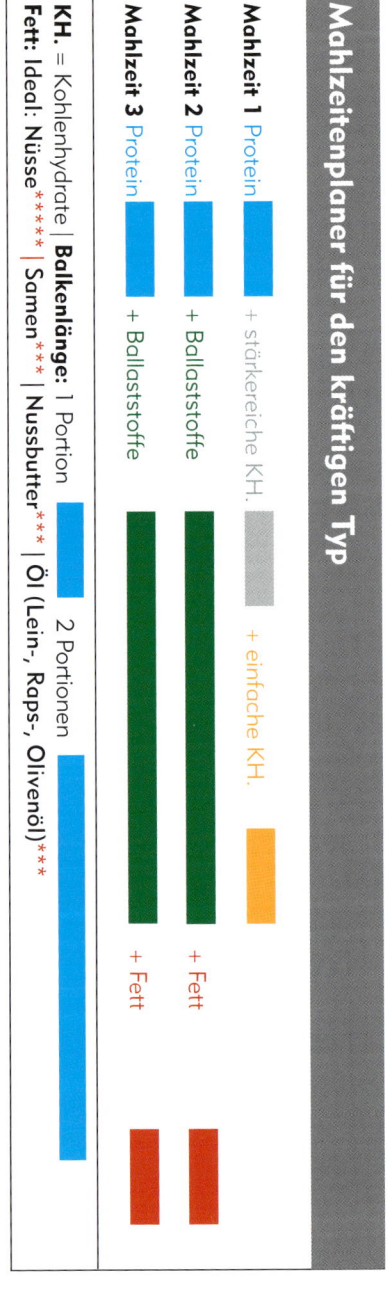

Mahlzeitenplaner für den kräftigen Typ

Mahlzeit 1 Protein | + stärkereiche KH.

Mahlzeit 2 Protein | + Ballaststoffe | + einfache KH. | + Fett

Mahlzeit 3 Protein | + Ballaststoffe | + Fett

KH. = Kohlenhydrate | **Balkenlänge:** 1 Portion | 2 Portionen
Fett: Ideal: Nüsse ***** | Samen *** | Nussbutter *** | Öl (Lein-, Raps-, Olivenöl) ***

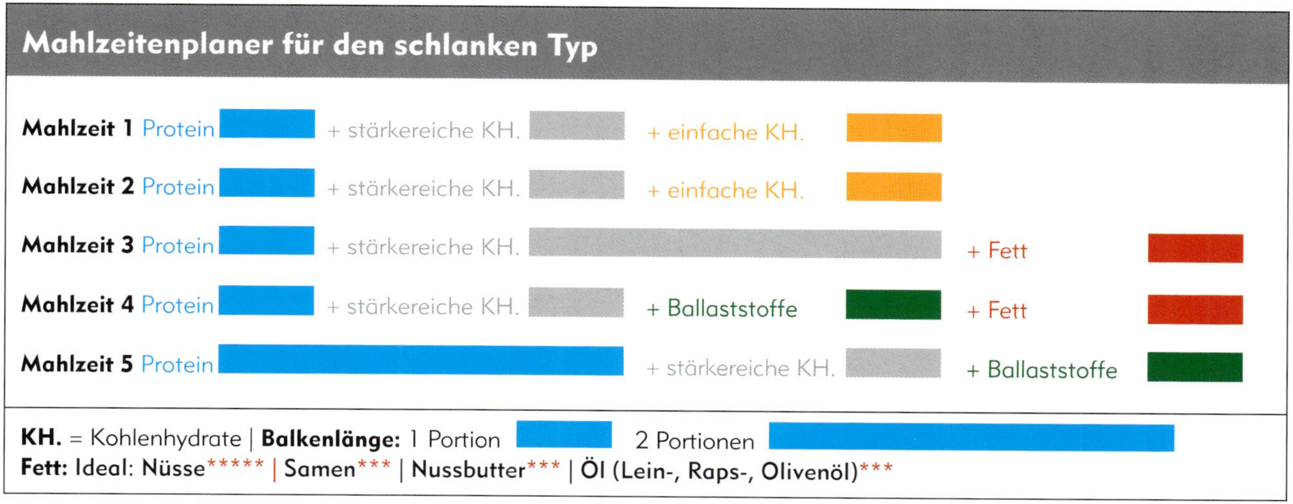
Mahlzeitenplaner für den schlanken Typ
Mahlzeit 1 Protein + stärkereiche KH. + einfache KH.
Mahlzeit 2 Protein + stärkereiche KH. + einfache KH.
Mahlzeit 3 Protein + stärkereiche KH. + Fett
Mahlzeit 4 Protein + stärkereiche KH. + Ballaststoffe + Fett
Mahlzeit 5 Protein + stärkereiche KH. + Ballaststoffe
KH. = Kohlenhydrate | Balkenlänge: 1 Portion 2 Portionen
Fett: Ideal: Nüsse***** | Samen*** | Nussbutter*** | Öl (Lein-, Raps-, Olivenöl)***

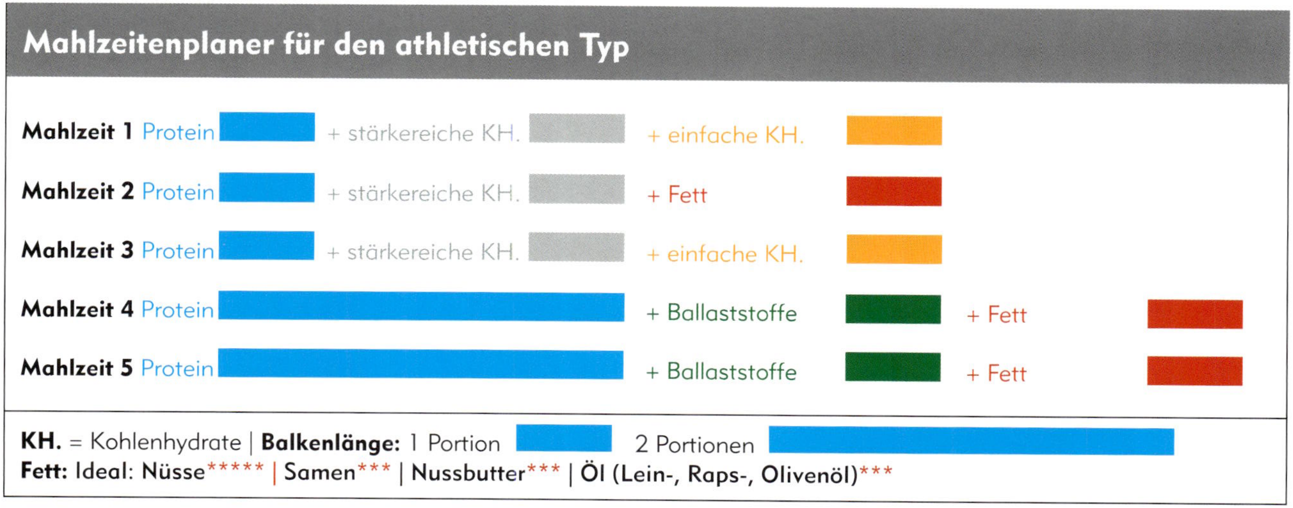
Mahlzeitenplaner für den athletischen Typ
Mahlzeit 1 Protein + stärkereiche KH. + einfache KH.
Mahlzeit 2 Protein + stärkereiche KH. + Fett
Mahlzeit 3 Protein + stärkereiche KH. + einfache KH.
Mahlzeit 4 Protein + Ballaststoffe + Fett
Mahlzeit 5 Protein + Ballaststoffe + Fett
KH. = Kohlenhydrate | Balkenlänge: 1 Portion 2 Portionen
Fett: Ideal: Nüsse***** | Samen*** | Nussbutter*** | Öl (Lein-, Raps-, Olivenöl)***

DANKSAGUNG

Für meinen beiden größten Reichtümer Moreno und Mariano

Danksagung

Auf diesem Weg ein herzliches Dankeschön an all meine Kunden, die mir ihre Figur und Gesundheit anvertraut haben. Ich konnte sehr viel dabei lernen, vor allem, dass es ein „One fits all"-Programm nicht geben kann. Weiterhin vielen Dank an die Firma Inkospor, die mich immer mehr als großzügig mit Warenmustern für meine Seminare unterstützt. Mit diesem Buch hoffe ich, die gesunden Prinzipien des Bodybuildinglifestyles etwas gesellschaftsfähiger zu machen. Mittlerweile gilt das Muskeltraining nicht mehr als Randsportgruppe. Mehr und mehr Zeitschriften und Fachmagazine berichten z. B. über die Heilkräfte der Muskeln.

Ein besonderer Dank gilt Stefan Riemenschneider, der mir als mein Assistent bei der Ausarbeitung der Trainingspläne sehr geholfen hat. Ich freue mich sehr, dass mich Mario Klintworth als Ernährungsexperte in seine Physique Generation aufgenommen hat. Und wie hilflos wäre ich in den letzten Monaten gewesen, wenn mir nicht Hans Peter Fassbender und seine Frau Petra so herzlich unter die Arme gegriffen hätten? Ihr beide seid einfach zu gut für diese Welt!

Ach ja, und dann ist da noch der größte und muskulöseste Teddybär der Welt: Mr. Universum 2015, Markus Schierloh. Vielen Dank, dass ich dich zum Sieg begleiten durfte. Ich freue mich jetzt auf unsere gemeinsamen „Erdbeer-Eiweiß-Seminartouren".

Ich bereue keinen Tag, dass ich meine abgesicherte Zukunft als Verwaltungsbeamter hingeschmissen habe, um heute das zu tun, was mir Spaß macht. Selbstverständlich ist es nicht so einfach, sich als Freiberufler durchzuschlagen. Es gibt immer mal wieder Momente, an denen ich an mir zweifele und Existenzängste habe. Das Leben mit mir ist dann bestimmt nicht leicht. Vielleicht erfordert es mehr Leidensfähigkeit als das härteste Heavy Duty Training. Doch ich habe jemanden, der immer an mich glaubt und mir Halt und Zuversicht gibt. Auch wenn es mittlerweile üblich ist, z. B. auf Facebook seine Gefühle und Dankbarkeit auszudrücken. So werde ich es weiterhin unter Ausschluss der Öffentlichkeit persönlich tun.

Viel Spaß und Erfolg bei der Erreichung deines Trainingszieles

Andreas Scholz – Der Figurmacher®
Hamburg, im Januar 2016